Dr. med. Roman Macnens
Christoph Eydt

IMPFEN
JA ODER NEIN

Dr. med. Roman Machens
Christoph Eydt

IMPFEN JA ODER NEIN

Der Ratgeber für eine bewusste Entscheidung

cbX

Originalausgabe
1. Auflage 2015

Frankfurter Ring 150
80807 München
info@cbx-verlag.de

Lektorat: Saskia Schulte / text-wird-buch.de
Umschlaggestaltung: Sina Georgi
Satz: Julia Swiersy
Druck und Bindung: CPI books GmbH, Leck
Printed in Germany
ISBN: 978-3-945794-37-1

Wichtiger Hinweis:
Methoden, Anregungen und Hinweise in diesem Buch beruhen auf Erfahrung sowie sorgfältiger Recherche und Prüfung durch die Autoren. Keinesfalls ist das Buch jedoch Ersatz für ärztliche oder therapeutische Untersuchung und Beratung, daher liegt die Anwendung allein in der Verantwortung des Lesers. Weder Autoren noch Verlag können für eventuelle Schäden oder Nachteile, die aus den im Buch gegebenen Hinweisen resultieren, Haftung übernehmen.

Inhalt

Vorwort

In einer Zeit der neuerlich erhitzten Debatte ums Impfen liefert dieses Buch die ideale Basis, sich des Themas in gebotener Tiefe anzunehmen. Die Fronten sind inzwischen – angesichts zunehmender Masernfälle – überflüssigerweise und zum Schaden der Patienten verhärtet, was dieses Buch wieder in Ordnung bringen könnte.

Persönlich bin ich weder Impfbefürworter noch grundsätzlicher -gegner, sondern entschiedener Kritiker der heute herrschenden Praxis. Samuel Hahnemann, Zeitgenosse von Edward Jenner, des Erfinders des Impfens, hat sich anfangs viel von dessen Pockenschutzimpfung versprochen, wie er in seinem Grundlagenwerk „Organon" schreibt. Aber diese Erwartungen sind bei seinen Anhängern und auch bei mir durch die inzwischen übliche übertriebene Impfpraxis weitgehend enttäuscht worden. Trotzdem würde ich bei einem Mädchen vor der Pubertät den Röteln-Titer bestimmen lassen, um festzustellen, ob es schon Kontakt mit dem entsprechenden Erreger hatte. Meist ist das der Fall, und dann besteht kein Impfbedarf. Wenn aber nicht, würde ich wegen der Gefahr von Missbildungen während einer Schwangerschaft nicht vom Impfen abraten.

Letzteres mache ich sowieso nie, weil man sich in den Augen etwa der österreichischen Ärzteschaft damit schon strafbar macht. Ich sage stattdessen: „Ich muss Ihnen zum Impfen raten, habe das aber bei mir selbst und meiner Tochter aus folgenden Gründen nicht getan …" Diese Gründe haben schon viele Patienten eines Besseren belehrt. Und das meine ich wörtlich, es gibt viel Besseres als die heutige Impfpraxis mit ihren Mehrfach-Impfungen usw. Diese Beratungsmethode erlaubt, seinem Gewissen treu zu bleiben, ohne sich der Standesgerichtsbarkeit einer massiv unter den Einfluss der Pharma- und Impfindustrie geratenen Medizin auszusetzen. Andererseits kann dabei auch Offenheit für die potenziellen Möglichkeiten einer verantwortlichen Impfpraxis erhalten bleiben.

Impfungen gehören zum Routineangebot der Schulmedizin. Sie sind der einzige Punkt, wo diese dem Anspruch an Vorbeugung nahezukommen scheint. Ansonsten herrscht eine geradezu verzweifelte Flucht in Früherkennungs-Maßnahmen, die zwar besser als Späterkennung sind, mit echter Vorbeugung aber nicht das Geringste zu tun haben. Dass Frauen wie der Schauspielerin Angelina Jolie gesunde Brüste, Eierstöcke und Gebärmütter entfernt werden in der Hoffnung, dem Schicksal so ein Schnippchen zu schlagen, kann ich nur als hilflose Verzweiflungsaktion begreifen. Nach dieser „Logik" könnte man alles entfernen, bis nur noch ein Gehirn in Nährlösung übrig bleibt – mit wahrscheinlich großer Angst vor Gehirntumoren. Diese Verstümmelungspraxis, die sich bisher auch nur gegen weibliche Organe richtet, ist offensichtlich nicht zu Ende gedacht. Die auf Kenntnis der Archetypen beruhende Integrale Medizin von „Krankheit als Symbol" wäre die Alternative, die zwar spät, aber immerhin doch noch Eingang ins Fortbildungssystem der deutschen Ärztekammer gefunden hat.

Für die normale, überwiegend pharmabasierte Schulmedizin aber bleibt praktisch nur die Impfung, um wenigstens eine Illusion von Vorbeugung zu erhalten. Daher kommt wohl auch die oft verblüffende Irrationalität bei ihrer Verteidigung.

Impfungen werden längst massenhaft eingesetzt, um Krankheiten zu verhindern, wobei Nebenwirkungen nur unzulänglich verfolgt und Impfschäden weitgehend geleugnet werden. Die kleine DDR hat – frei vom Einfluss der Impfindustrie – insgesamt weit mehr Impfschäden anerkannt als die große BRD. Da die Pharmaindustrie mit allen Mitteln für ihre Produkte kämpft, ist in den modernen Industriestaaten nicht einmal mehr eine ausgewogene Diskussion möglich. Verlässliche Studien, die den ansonsten üblichen Ansprüchen der Schulmedizin entsprechen, fehlen.

Insofern ist weder die These, Impfungen seien schädlich, noch die Antithese, sie seien weitgehend harmlos, eindeutig beweisbar. Die Wirksamkeit von Impfungen wird durch Zulassungsstudien mit ungenügendem Forschungsdesign geprüft, die obendrein von der Impfindustrie gesponsert werden. Allein schon diese Ausgangslage sollte reichen, eine grundsätzlich impfkritische Stellung zu beziehen. Kommerziell orientierte Interessenvertretung ist heute überall in der modernen Medizin üblich, wie auch der konservative Ministerpräsident Bayerns Horst Seehofer in seiner Zeit als Gesundheitsminister resignierend erkennen musste.

Diese Umstände haben das Vertrauen breiter Bevölkerungskreise in Pharmaindustrie und Schulmedizin schwer beschädigt. Solange Statistiken manipuliert und Nebenwirkungsfälle konsequent unterschlagen werden, kann von Transparenz keine Rede sein und die impfkritische Haltung wird zur einzig angemessenen für verantwortungsvolle Ärzte.

Im wahrsten Sinne des Wortes aus der Luft gegriffene „Epidemien" wie Vogel- und Schweinegrippe haben Schulmedizin, Pharmaindustrie, aber auch Politik und Mainstream-Journalismus zusätzlich Glaubwürdigkeit gekostet. Dass die WHO flugs die Definition der Pandemie den Bedürfnissen der Pharmaindustrie anpasste, hat auch ihr Ansehen beschädigt. Ganze Klinikbelegschaften haben die „von oben" geforderte Impfung gegen Schweinegrippe verweigert und ihr Recht auf Selbstbestimmung genutzt.

Eine große Gefahr dieser Entwicklung liegt darin, dass bei einer zukünftigen wirklichen Bedrohung, wie es etwa die Spanische

Grippe war, große Teile der Bevölkerung das Vertrauen so weitgehend verloren haben könnten, dass sie sich allem verweigern.

Wie kam es überhaupt zur Bündelung der Interessen so verschiedener Instanzen wie Pharmaindustrie, Schulmedizin, Politik und Journalismus, wie sie uns bei Vogel- und Schweinegrippe demonstriert wurde? Wie Mediziner von der Pharmaindustrie beeinflusst werden, weiß praktisch jeder im Medizin-System, den Rest erklären die offiziellen Zahlen der Oxfam[1]. Demnach haben im Jahr 2014 Investitionen im Bereich Pharmaindustrie und medizinischer Gerätehersteller eine Rendite von 47 % erbracht. Diese Industrie ist folglich enorm reich und konnte sich deshalb Investitionen von über 500 Millionen Dollar in Lobby-Arbeit leisten. Zusammen mit den ebenfalls über 500 Lobbyismus-Millionen aus der Finanzbranche standen aus nur zwei Bereichen weit über eine Milliarde US-Dollar zur Verfügung, um willige Empfänger in Politik, Journalismus und Wissenschaft für Industriepolitik gefügig zu machen.

Dieser Missstand hält die Impf-Situation so undurchschaubar und wenig übersichtlich. Gegner werden das Fehlen objektiver Studien beklagen, Befürworter auf pharma-gesponserte Studien verweisen. Eines der Verdienste der Autoren Dr. Machens und Herrn Eydts ist es, dieses Dilemma offenzulegen.

Das Buch zeichnet sich durch das heute seltene Bemühen aus, beiden Seiten in der Impf-Diskussion gerecht zu werden. Was ich in Talkshows und im Internet erlebe, ist das genaue Gegenteil. Von starken Emotionen begleitet gehen dort beide Lager aufeinander los. Differenzierte Stellungnahmen sind kaum möglich, wie etwa die Problematik der kindliche Immunsysteme oft überfordernden

1 Alt 2015, www.sonnenseite.com, Link im Quellenverzeichnis.

Mehrfachimpfungen und die derzeit gefährliche Qualität der Impfstoffe zu diskutieren.

Viele Impfanhänger explodieren schon bei geringster Kritik und reagieren mit Entgegnungen deutlich unter der Gürtellinie – wie etwa der Behauptung, durch Impfverzicht die Gesundheit aller absichtlich zu gefährden. Doch falls die Impfung nützt, was wissenschaftlich eben leider nicht mit angemessenen Studien gesichert ist, müssten doch zumindest die Geimpften sicher sein? Aber das ist eben gar nicht der Fall, sie werden ähnlich befallen wie Nichtgeimpfte. An den letzten Pocken-Ausbrüchen im Nachkriegsdeutschland sind mehr Geimpfte als Ungeimpfte gestorben.[2]

Letztlich muss man als Kritiker der herrschenden Impfpraxis schulmedizinische Impfvertreter und Pharma-Lobbyisten in entsprechenden Talkshows nur gewähren lassen. Sie bieten eine dermaßen verzweifelt um sich schlagende Eiferei, die mit schwachen Argumenten ihrer und der Sache der Pharmaindustrie mehr schadet als nützt. Wohl weil sie Patienten immer weniger überzeugen können, fangen sie häufig an, impfkritische Ärzte und Eltern zu diffamieren. So überzeugen sie natürlich erst recht niemanden und schaden sogar ihren Pharmaindustrie-Verbündeten. Unhöflichkeit und Unsachlichkeit und die großen für Werbung aufgewendeten Summen, wie auch Gefälligkeitsartikel nachweislich bestochener Apothekenzeitschriften[3] erreichen zunehmend das Gegenteil. Sie verstärken eher den wachsenden Zweifel in der Bevölkerung.

Die Art etwa, wie man von Seiten der Ärztekammer dem österreichischen Kollegen Josef Loibner wegen seiner Impfkritik die Exis-

2 Dahlke 2006. S. 204 f.

3 Esser & Randerath 2008: „Das Pharmakartell – Wie wir als Patienten betrogen werden". D: ZDF, Frontal21, 2008. Fassung: Online-Ressource, Link im Quellenverzeichnis.

tenz durch Entzug der Approbation und damit Arbeitserlaubnis streitig machte, schadete letztlich der Front der Impfbefürworter. Erst das Berufsverbot machte ihn zum über die Landesgrenzen hinaus bekannten Impfgegner. Am Ende musste das österreichische Höchstgericht dieses absurde Berufsverbot selbstverständlich aufheben. So war der Kampf gegen Dr. Loibner letztlich Wasser auf die Mühlen der Impfgegner. Das juristisch unhaltbare Berufsverbot hat aus einem engagierten Homöopathen, der seine Patienten in seinem überschaubaren Einzugsbereich versorgte, einen hochengagierten und enorm publikumswirksamen Vortragsredner in Sachen Impfkritik gemacht.

Angesichts solcher Situationen habe ich mich auf jenes „nil nocere" (= vor allem nicht schaden) zurückgezogen, das schon meinen Großvater, der ebenfalls Arzt war, leitete. Seine Tochter, meine Mutter, impfte er nicht und so ist sie heute wahrscheinlich eine der wenigen komplett ungeimpften 87-jährigen Deutschen. Ihre robuste Gesundheit, die sie als Mutter von vier Kindern und Sonderschullehrerin unzähliger Schüler praktisch nie wegen Krankheit ausfallen ließ, hat Großvaters impfkritische Einschätzung bestätigt. Trotzdem hat sie uns, ihre Kinder, unter dem im Nachkriegsdeutschland herrschenden Druck gegen Pocken impfen lassen, was ihr heute leid tut. Dieser inszenierte Druck auf in der Regel eher selbstbestimmte Mitbürger, die einen anderen Weg wählen, ist inzwischen zum eigentlichen Skandal geworden, was auch das vorliegende Buch deutlich macht. Da ist von „multidimensionalem Mobbing im Dienste der Pharmaindustrie" die Rede, von „Ausgrenzung und Verachtung als perfiden Maßnahmen, um Anpassung zu erzwingen". Neben formellen Verboten der Teilnahme am Unterricht oder des Kindergartenbesuchs werden sowohl Eltern als auch Kinder regelrecht ausgegrenzt. Das zeigt eigentlich nur, wie gering die Überzeugungsmöglichkeiten der Schulmedizin sind und wie schwach ihre Position ist, denn nur Schwache greifen zu Mobbing.

Medizinische Maßnahmen, die zur Durchsetzung solchen sozialen Druck benötigen, sind im Übrigen mit Werten der Gesellschaft wie Meinungs-, Gewissens- und Entscheidungsfreiheit als Grundpfeiler freiheitlich-demokratischer Grundordnungen unvereinbar. Methoden in der Impfdiskussion wie Bevormundung, Ausgrenzung und Sanktionierung enthüllen die inhaltliche Schwäche des Konsortiums aus Schulmedizinern und Pharmaindustrie.

Eine kleine Auswahl entlarvender Argumente wirft bisher ungeklärte Fragen auf. Wieso können nichtgeimpfte Kinder ausgeschlossen und als Gefahr für geimpfte Kinder hingestellt werden? Wenn geimpfte Kinder den Kontakt zu nichtgeimpften meiden müssen, heißt das in letzter Konsequenz, dass Impfungen wirkungslos sind bzw. keinen wirklichen Schutz bieten. Wozu dann überhaupt der ganze Aufwand?

Wieso wird beispielsweise die Salk-Impfung, die in meiner Kindheit gegen Polio üblich war und wegen Todesfällen verboten und durch die Schluckimpfung ersetzt wurde, heute wieder als harmlos erachtet, nachdem die Schluckimpfung wegen noch mehr Todesfällen verboten werden musste? Ist ein schwaches Gedächtnis inzwischen Standard bei Impfanhängern?

Aber auch die inhaltliche Diskussion macht die Position der Impfbefürworter nicht besser. Sie gehen davon aus, dass Krankheitserreger das Entscheidende sind und sich nicht verändern, denn nur dann ergibt Impfen Sinn. Dass bei sich ständig verändernden Erregern wie bei der Grippe trotzdem über Jahrzehnte mit dem von der Zeit überholten Erreger des letzten Jahres geimpft wurde, hatte offensichtlich mehr mit Geschäftsinteressen der Pharmaindustrie als mit medizinischer Sinnhaftigkeit zu tun. Allein schon die Tatsache, dass heute der Impfstoff dem aktuellen Erreger angepasst wird, zeigt, wie absurd die jahrzehntelange Praxis war.

Auch dass Quecksilber enthaltendes Thiomersal inzwischen als Trägersubstanz ausgetauscht wurde, nachdem seine Gefährlichkeit jahrelang bestritten wurde, spricht eine deutliche Sprache und verrät, wie gefährlich diese Praxis tatsächlich war.

Auch viel grundsätzlichere Fragen spielen eine Rolle. Sind Krankheitsbilder überhaupt auf Keime zurückzuführen oder Keime auf Krankheitsbilder? Louis Pasteur hat auf seinem Totenbett eingeräumt, wie sehr er die Erreger überbewertet und das Milieu vernachlässigt hat. Edward Jenner gestand auf dem Totenbett, der Menschheit mit dem Impfen statt eines Segens ein Monstrum hinterlassen zu haben. Sein eigener Sohn war einem Impfschaden nach qualvollen Jahren geistiger Behinderung erlegen, seinen zweiten Sohn impfte er nicht mehr.

Wie kam es überhaupt zum Dogma alleiniger Auslösung von Krankheit durch Erreger? Differenziertes Denken ist immer anspruchsvoll und aufwendig. Dogmen, also Denkverbote, die sich schon in der Glaubensgeschichte nicht bewährt haben, machen alles einfach, aber auch gefährlich und nicht selten falsch. Funktionierte die Welt wirklich schulmedizinisch, gäbe es bekannte Phänomene gar nicht: etwa Menschen, die keinerlei Grippewelle mitmachen, und andere, die keine auslassen.

Um Impfen wirklich einschätzen zu können, bräuchte es unbedingt eine finanziell unabhängige Forschung an freien Universitäten. Aber die gibt es schon lange nicht mehr.

Die Beweislage ist also mehr als schwierig. So wie Impfgegner das Abflauen einer Seuche nicht einer zurückliegenden Massenimpfung, sondern verbesserter Ernährung und Hygiene zuschreiben, lassen sich Befürworter kaum von den oft Jahre später auftretenden Impfschäden überzeugen, die Homöopathen bei ihren Patienten vorfinden. Ob beides nur Projektionsflächen sind oder ernstzunehmende Argumente, ist bis heute nicht objektiv entscheidbar.

Studien, die Geimpfte und Nichtgeimpfte über längere Zeit vergleichen, fehlen auf der ganzen Linie. Insofern wiegt das Empfinden vieler bewusster Eltern und Behandler, dass die wenigen noch vitalen, vor Energie und Kraft strotzenden Kinder meist ungeimpft sind, umso schwerer.

Hinzu kommt, wie sehr Theorie und Praxis in der Schulmedizin auseinanderklaffen. Daraus ergeben sich gute Auswege für impfkritische Eltern. Denn eigentlich brauchen sie die Schulmedizin nur beim Wort zu nehmen und das ganze Problem löst sich auf. Wenn sie deren hohen Anspruch bezüglich Aufklärungsgesprächen über alle auch noch so unwahrscheinlichen Nebenwirkungen von Impfungen einfordern, muss die Schulmedizin schon passen. Welcher Arzt, dem ein absurdes System angemessene Honorare für die dann notwendigen langen Gespräche verwehrt, könnte sie (sich) leisten?

Impfungen können gar nicht entsprechend besprochen werden, weil Schulmediziner dafür gar keine Zeit mehr haben. Unter Impfgegnern finden sich dagegen viele Ärzte, die sich noch Zeit für ihre Patienten nehmen, wie etwa die meisten Homöopathen. Keine Zeit zu haben, ist tatsächlich ein Markenzeichen für die Schulmedizin geworden: Einmal fragte mich ein Patient: „Sind sie eigentlich Heilpraktiker?" Ich antwortete: „Nein, warum?" „Weil Sie sich so viel Zeit für mich nehmen." Diese Antwort ist eine schallende Ohrfeige für die Schulmedizin und der Grund, warum sie sich ihre Impfpraxis eigentlich von Rechts wegen gar nicht leisten kann, weder medizinisch noch juristisch.

Im Deutschen Ärzteblatt von 1997 heißt es dazu:

„Aus juristischer Sicht sollte von Ärzten nicht verschwiegen werden, dass Impfungen keineswegs ein harmloser Eingriff in das Immunsystem sind. Auch mögliche Impfschäden sollten keineswegs a priori negiert werden. Ärzte sollten vielmehr Eltern in die Verantwortung für die Entscheidung ‚pro' oder ‚contra' impfen mit einbeziehen. (…) Es muss daher mit Nachdruck darauf hingewiesen werden, dass vor Durchführung jeder Impfung oder Impfserie eine Aufklärungspflicht des Arztes besteht, wodurch der Impfling oder seine Eltern oder Sorgeberechtigten in die Lage versetzt werden sollen, über die Teilnahme an der Impfung zu entscheiden."

Man muss also die Mediziner nur in die Pflicht nehmen, in die aufwendige Diskussion einzusteigen und am Schluss fordern, der jeweilige Arzt möge erstens garantieren, die juristisch sogar als Körperverletzung gewertete Impfung sei gerechtfertigt und zweitens schwerwiegende bis tödliche Nebenwirkungen seien ausgeschlossen, und das selbstverständlich bitte schriftlich.

Dann muss jeder Mediziner passen und kann solch ein Papier niemals unterschreiben, weil eben auch schwerste Nebenwirkungen, wenn auch selten, möglich sind. Aber das Ganze wird schon lange vorher scheitern, weil sich der moderne Mediziner diese Zeit gar nicht nehmen kann. Die Vorstellungen der Ärztekammer entsprechen insofern einem in keinster Weise realistischen Ideal. Und wer sich impfen lassen will, kann das so kritiklos tun, wie es die Masse gutgläubiger Bürger tut. Wollte er sich angemessen ausführlich aufklären lassen, wird auch er bereits an den Zwängen der modernen Medizin scheitern, die das Sprechen verlernt hat.

Betroffene können dann ganz ehrlich sagen, sie hätten nicht impfen lassen können, weil weder die Pharma-Propaganda noch der Arzt sie überzeugen konnte und er vor allem gar keine Zeit gehabt hätte, die vorgeschriebenen Aufklärungsgespräche durchzuführen.

Insofern verhindern schon von Rechts wegen die Zwänge der modernen Medizin ein verantwortungsvolles Impfen – jedenfalls für verantwortungsbewusste Eltern, die ihre und die Rechte ihrer Kinder wahr und wichtig nehmen.

Natürlich geht diese Argumentation zu Lasten der Mediziner, aber wenn die sich hinter ungeprüfter Pharma-Propaganda verstecken, können sich Patienten auch hinter dieser Situation verstecken beziehungsweise Schutz vor Verunglimpfung suchen.

Zum Glück gibt es auch positive Auswege: Nach meinen Erfahrungen sind Impfgegner unter den Kollegen wie Friedrich Graf in Deutschland oder Johann Loibner in Österreich die bei weitem bewussteren Ärzte, die sich viele Gedanken zum Thema gemacht haben und auch sehr wohl in der Lage sind, Ihre Haltung zu vertreten. Impfärzte dagegen beten in aller Regel den ungesicherten Kanon der Pharmaindustrie herunter, wollen von Impfschäden gar nichts wissen und betrachten die sinnvollere allgemeine Stärkung der Abwehrlage des Kindes als nebensächlich. Kein Wunder, denn bei der üblichen Fünf-Minuten-Medizin lernen sie ihre Patienten kaum noch kennen.

Bewusste Impfkritiker bieten in der Regel Alternativen an, ganz nach dem Motto: Impfen, aber natürlich!

Der Darm des Ungeborenen ist steril. Während einer natürlichen Geburt kommt er erstmals mit Keimen (der Mutter) in Kontakt, wobei eine Art natürliche Impfung stattfindet. Auf natürlichem Weg geborene Kinder werden so immunisiert und wichtige Keime, die dem Immunsystem lebenslang dienen, können sich in der Darmflora des Babys ansiedeln. Die Darmflora von Anfang an zu stärken, ist extrem wichtig, weil sie ein Zentrum des Immunsystems ist. Kaiserschnittkinder haben eine weniger vielfältige Darmflora, was sich als lebenslanger Nachteil erweist. So wird heute immer deutlicher, wie wichtig eine natürliche Geburt, langes Stillen und die frühkindliche Bindung zwischen Mutter und Kind für ein stabiles Immunsystem sind. Dadurch werden Kinder „ganzheitlich" und insgesamt und nicht nur gegen einzelne Krankheitserreger gestärkt. Diese frühe Stärkung ist nachhaltig und wirkt sich bis in die Persönlichkeitsentwicklung positiv aus.

Nichtimpften kann nicht die Lösung sein, sondern es braucht andere, bessere Schutzmaßnahmen. An erster Stelle steht hier eine ausgewogene pflanzlich-vollwertige Ernährung im Sinne von „Peace-Food". Sie hat sich in allen Phasen des menschlichen Lebens als gesünder und die Abwehr stärkend erwiesen, und das schließt ausdrücklich Schwangerschaft und Stillphase ein. Die Muttermilch pflanzlich-vollwertig lebender Mütter enthält ungleich weniger Giftstoffe als die von Mischköstlerinnen. Wichtig sind obendrein ausreichende Bewegung und Entspannung wie etwa Mittagsruhe und ein verlässlicher Rhythmus im Leben.

Ein Zitat aus diesem wichtigen Buch, dem ich sehr gern meine Gedanken zur Impfsituation voranstelle, hier als Schluss:

„Zwar gibt es in Industrienationen wie Deutschland kaum Probleme wegen Infektionskrankheiten, dafür erwachsen andere Störungen: Depressionen, Burn-out, Allergien, Diabetes, Immunschwächen, Krebs usw. Den Platz, den früher die Infektionskrankheiten eingenommen haben, haben heutzutage die chronischen Leiden inne. Gegen sie hilft keine Impfung. Vielleicht ist die Impfung inzwischen gar nicht mehr erforderlich. Vielleicht ist sie nur noch ein Relikt aus alten Zeiten. Die heutigen medizinischen Probleme liegen an ganz anderen Stellen und erfordern ein neues Medizinverständnis, eines, dass sich nicht nur mit Symptomen und Symptomtherapien beschäftigt, sondern die Krankheit als Symbol für eine existenzielle Krise definiert, in der der Mensch als Ganzes steckt."

Diese Situation sollten wir nicht dadurch verschärfen, dass wir Impfgegner und ihre Kinder ausgrenzen und stigmatisieren, wie auch umgekehrt nicht die gutgläubigen Impfanhänger verachten, in dem Sinne, sie seien selbst Schuld an der Abwehrschwäche ihrer kränklichen Kinder. Arzt sein, das bedeutet die Mitte zu wahren und anzustreben, deshalb heißt es *Medi-zin* und *Heilmitte-l* oder früher *Re-medium*. In diesem Sinne sind Impfstoffe keine Heilmittel, denn sie bringen eher aus der Mitte heraus. Ein verantwortungsvoller Arzt hat die Pflicht, in die Mitte zurückzubringen. Dabei kann dieses Buch bei dieser wichtigen Thematik helfen.

Ruediger Dahlke (www.dahlke.at) TamanGa, Mai 2015

1. Ja oder Nein zum Impfen – eine Entscheidung mit Folgen?

Gibt man den Suchbegriff „Impfen" in Internetsuchmaschinen ein, erscheint eine schier unüberschaubare Fülle an Informationsmaterial. Ein Großteil der Informationen enthält impfkritische Inhalte. Andere Beiträge versuchen, die Menschen vom Sinn einer Impfung zu überzeugen. Einen Mittelweg aber scheint es in dieser öffentlichen Kontroverse nicht zu geben. 2015 polarisierte der Masernausbruch in Deutschland die Bevölkerung: Impfbefürworter und Impfkritiker reiben sich seitdem an dem strittigen Thema. Die Politik hält sich auffallend zurück, auch wenn immer wieder Überlegungen zur Einführung einer Impfpflicht zu hören sind. Nichtsdestoweniger ist die Frage nach dem Sinn und Unsinn von Impfungen eine Frage, die schon seit der Einführung der ersten Impfprogramme gestellt wird. Denn welchen Wert haben Impfungen wirklich? Bieten Sie den versprochenen Schutz oder sind sie Auslöser zahlreicher Impfschäden und Langzeitfolgen? Haben Impfungen ihre medizinische Bedeutung in der modernen Welt verloren? Sind sie ein Relikt der Medizingeschichte oder sind sie unersetzliche Hilfsmittel im Kampf gegen Krankheit und Leid?

Wenn es nach Dr. Friedrich Graf geht, (er ist Arzt, Homöopath und Autor impfkritischer Bücher) dann ist die Sache klar: In seinem Buch *Nicht impfen – was dann?* (2014) schreibt er: „Ohne Impfungen lebt es sich heute besser! Nur wenige trauen sich, auf sämtliche Impfungen zu verzichten. So ‚erfolgreich' war und ist die Angstkampagne, damit jeder sich gefallen lasse, was schließlich nur krank macht." Martin Hirte, Kinderarzt und ebenfalls Homöopath, rät in seinem Buch *Impfen. Pro & Contra. Das Handbuch für die individuelle Impfentscheidung* (2001) zu einer gemäßigteren Haltung: „Impfungen haben ihre Berechtigung: Sie sind wirksam und können vor gefährlichen Krankheiten schützen. Die generelle Verteufelung von Impfungen ist eine irrationale, fundamentalistische Position." Die Bundeszentrale für gesundheitliche Aufklärung schließlich konstatiert auf ihrer Webseite zum Thema Impfen: „In vielen Fällen schützen Impfungen nicht nur die geimpfte Person selbst, sondern verhindern auch eine Ausbreitung der Krankheit in der Bevölkerung." Die rasche Verbreitung der Masern in Berlin zu Beginn des Jahres 2015 hat das Impfen auf die Tagesordnung zurückgerufen: Der Chef des AOK-Bundesverbandes Jürgen Graalmann rief in einem Zeitungsartikel der Rheinischen Post alle Eltern dazu auf, ihre Kinder gegen Masern impfen zu lassen. Für Diskussionen über Sinn und Zweck von Impfungen sei kein Platz, wenn das Leben von Kindern in Gefahr sei. Doch handeln Eltern wirklich verantwortungslos, wenn sie sich gegen das Impfen entscheiden und diese Entscheidung bewusst und reflektiert ist? Dass Impfen kein rein medizinisches Thema ist, zeigt die öffentliche Diskussionswut: Impfen ist zur sozialen Norm geworden, und wer sich gegen das Impfen entscheidet, entscheidet sich damit gegen die Gesellschaft. Er wird ausgegrenzt und als Gefahr wahrgenommen. Doch gerade die impfkritisch eingestellten Menschen scheinen sich mehr mit dem Thema befasst zu haben als jene, die ohne zu hinterfragen zum Arzt gehen und sich oder ihre Kinder impfen lassen.

Dass Impfen mehr ist als nur eine reine Präventionsmethode gegen Krankheiten, zeigen der soziale Druck gegen Andersdenkende und die zahlreichen Hinweise auf Bemühungen der Pharmakonzerne, dem Bürger Impfungen als eine unverzichtbare Maßnahme zu präsentieren. Doch was genau ist Impfen? Wie funktioniert es, welche Nebenwirkungen sind zu erwarten und wie ist die Gesetzeslage in Deutschland?

2. Was ist Impfen und wie funktioniert es?

Das Wort „Impfen“ stammt aus dem Althochdeutschen. Dort gibt es *impfōn* und *impitōn* – Wörter, die ursprünglich im Wein- und Obstbau verwendet wurden. Sie bedeuten *veredeln*. Ebenfalls gibt es einen Bezug zum lateinischen *imputare*, was ebenfalls mit *veredeln* übersetzt werden kann. Das griechische Wort *emfyteuo* bedeutet so viel wie *einpflanzen*. Diese Übersetzungen geben erste Hinweise auf die Übertragung des Begriffs auf die Schutzimpfung, bei der ebenfalls etwas „eingepflanzt“ wird (der Impfstoff), um etwas anderes zu „veredeln“ (das Immunsystem).

2.1 Definition und Ziel der Impfung

Das Wort *Impfung* wird synonym mit *Schutzimpfung* oder *Vakzination* gebraucht. Alle drei Begriffe meinen eine spezielle Form der Anregung des menschlichen oder tierischen Immunsystems gegen bestimmte Stoffe (zum Beispiel Viren und Bakterien), um deren schädliche Wirkung auf den Organismus zu vermeiden.

Die Impfung, eine Aktivierung des Immunsystems

Die Entwicklung der Impfung geht auf den Kampf gegen Infektionskrankheiten zurück. Um die Folgen einer Infektion zu reduzieren oder ein Ansteckungsrisiko zu minimieren, wird eine aktive Immunisierung gegen die jeweiligen Krankheitserreger durchgeführt. Die Vorbeugung gelingt dadurch, dass die Krankheitserreger in abgeschwächter Form in den Körper eingebracht werden, damit dieser in der Lage ist, mit den Erregern fertigzuwerden. Er kann sie neutralisieren und in der Folge Antikörper bilden, die weitere Ansteckungen bzw. Erkrankungen verhindern. Bildet der Organismus selbst die Antikörper, wird von einer Aktivimpfung gesprochen. Bei einer Passivimpfung werden Antikörper direkt in den Organismus gegeben, so dass dieser nicht aktiv immunisiert wird, sondern die Abwehrkräfte von außen erhält. Darüber hinaus gibt es Impfungen, die gegen Krankheiten vorbeugen sollen, die nicht infektiöser Natur sind. In der Krebsimmuntherapie gibt es Impfstoffe, die gegen bestimmte Krebsarten als Vorbeugemaßnahme verabreicht werden. So wurde zum Beispiel 2010 in den USA ein Impfstoff zugelassen, der der Vorbeugung von Prostatakrebs dienen soll.

Ziele des Impfens

Das oberste Ziel einer Impfung ist die Immunisierung des Organismus, das heißt, der Körper soll gegenüber Krankheitserregern unempfindlich gemacht werden. Es gibt natürliche und künstliche Formen der Immunisierung. Das Impfen gehört zu den künstlichen Formen, weil das Immunsystem vorsätzlich mit einem Erreger konfrontiert wird, um eine Immunantwort auszulösen. Ist es dem Körper gelungen, die verabreichten Krankheitserreger abzuwehren und Antikörper gegen diese zu bilden, gilt eine Impfung als erfolgreich, weil das Risiko einer erneuten Infektion damit auf ein Minimum reduziert werden konnte. Die neu gebildeten Antikörper bewachen den Organismus und kennen gewissermaßen den Abwehrplan gegen die Krankheitserreger, weil sie das Ergebnis der vorhergehenden körpereigenen Abwehrreaktion gegen diese sind.

Ein weiteres Ziel des Impfens ist es, bestimmte Krankheiten auszurotten. Durch möglichst hohe Impfquoten in der Bevölkerung sollen so viele Menschen wie möglich über Antikörper gegen bestimmte Erreger verfügen, dass bestimmte Infektionskrankheiten nicht mehr ausbrechen können (dieses Ziel nennt man auch „Herdenimmunität"). Beispielsweise hat sich Deutschland bereit erklärt, dem Anspruch der Weltgesundheitsorganisation (WHO) gerecht zu werden, die Masern bis 2015 auszurotten.

2.2 Impfarten und Wirkungsweisen

Impfungen können je nach Anwendung in Wirkungsweise und Wirkungsdauer variieren. Auch die körperlichen Reaktionen, die kurz nach der Impfung eintreten können, sind vielseitig und abhängig von den verabreichten Impfstoffen und der körperlichen Konstitution der Patienten. Die Impfung erfolgt in der Regel entweder durch eine Spritze oder in Form einer Schluckimpfung.

Gängige Verabreichungsformen

Je nachdem, ob eine passive oder aktive Impfung durchgeführt wird (mehr dazu im entsprechenden Kapitel) und welcher Impfstoff zum Einsatz kommt, kann der Arzt auf unterschiedliche Applikationsverfahren (gemeint sind Verabreichungsformen) zurückgreifen.

Das Standardverfahren: die Injektion
Bei den Aktivimpfungen ist es üblich, den Impfstoff über eine Spritze zu verabreichen, damit dieser den Magen-Darm-Trakt umgeht und sofort in den Blutkreislauf gelangt. Wenn Sie eine Impfung als Spritze erhalten, gibt es drei mögliche Vorgehensweisen:

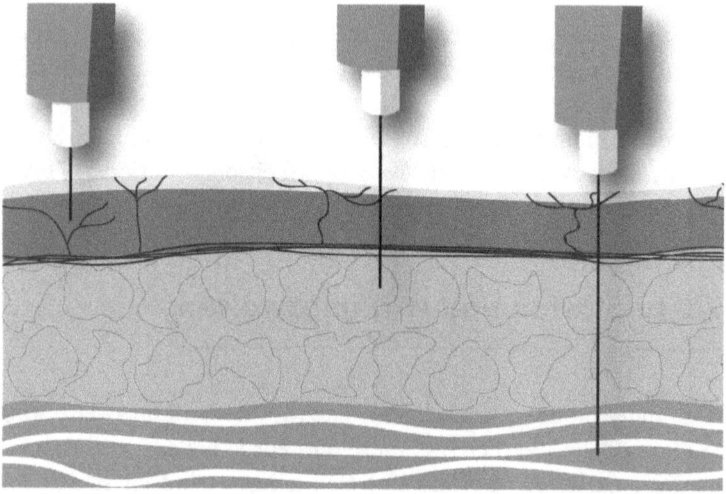

intradermal subkutan intramuskulär

Bei der intradermalen Injektion wird in die Haut gespritzt, bei der subkutanen unter die Haut und bei der intramuskulären in den Muskel. Weil die intradermale Impfung an der Oberfläche des Körpers stattfindet, muss nicht zwangsläufig eine Spritze zum Einsatz kommen. Ärzte verwenden auch Lanzetten oder spezielle Impfpistolen, bei denen der Impfstoff unter Hochdruck in den Körper gespritzt wird. Hierbei besteht allerdings ein erhöhtes Infektionsrisiko an der Impfstelle.

Die übliche Verabreichungsform ist die intramuskuläre Injektion am Oberarm. Bei Kindern wird auf den Oberschenkel ausgewichen, um das Risiko lokaler Impfreaktionen zu minimieren. Aktive Impfungen werden nicht in den Gesäßmuskel verabreicht, weil hier ein erhöhtes Komplikationsrisiko bei gleichzeitigem Wirksamkeitsverlust vorliegt. Passive Impfungen können dagegen problemlos in den Gesäßmuskel injiziert werden.

Die Alternativen: orale und nasale Verabreichung
In wenigen Fällen können die Impfstoffe in den Mund oder die Nase gegeben werden. Das orale Verfahren wird als Schluckimpfung bezeichnet. Es hat den Vorteil, dass auf eine Injektion verzichtet werden kann und die Produktion der Präparate kostengünstiger ist. Deshalb sind orale Impfungen eine gängige Form, wenn große Bevölkerungsteile geimpft werden sollen. Weil der Impfstoff bei oraler Einnahme den Verdauungstrakt durchläuft, können Magen-Darm-Infekte oder bestimmte Antibiotika die Wirkung der Impfung beeinträchtigen. Die nasale Verabreichung eines Lebendimpfstoffs mit einem Nasenspray kommt vor allem bei Grippeimpfungen zum Einsatz. Auch hier liegt der Vorteil in der Vermeidung der Injektion. Eine Spritze löst oftmals ungute Gefühle oder Schmerzen aus. Außerdem beginnt bei der nasalen Verabreichung die Schutzwirkung der Impfung dort, wo die Grippeviren angreifen: an den Schleimhäuten der Atemorgane. Aufgrund der einfachen Anwendung wird das Impfnasenspray vorrangig bei Kindern oder Jugendlichen eingesetzt. Eine noch zu erforschende Alternative ist ein in den USA entwickeltes Hautpflaster zur Impfung gegen Influenzaviren. Das Pflaster hat viele kleine Nadeln an seiner Oberfläche, in denen der Impfstoff liegt. Die Nadeln dringen leicht in die Haut ein und lösen sich dann auf, so dass der Impfstoff freigesetzt wird.

Aktiv- und Passivimpfung

Bei der Passivimpfung werden ausschließlich Antikörper verabreicht. Bei einer Aktivimpfung jedoch können Lebendimpfstoffe oder Totimpfstoffe verwendet werden. Die Lebendimpfstoffe enthalten abgeschwächte Viren oder Bakterien, die Totimpfstoffe inaktivierte bzw. abgetötete Viren oder Bakterien.

Lebendimpfstoffe

Bei den Lebendimpfstoffen sind die Keime funktionsfähig. Sie wurden aber abgeschwächt. Das heißt, sie können sich noch vermehren, aber sie können die Krankheit, die sie im Normalfall verursachen, nicht mehr auslösen. Die Voraussetzung dafür ist allerdings ein normal funktionierendes Immunsystem des Patienten. Im Zusammenhang mit Viren als Lebendimpfstoffen gibt es eine noch anhaltende Diskussion, ob Viren überhaupt als Lebewesen bezeichnet werden können oder nicht. Die einen sagen, Viren seien Lebewesen, weil sie aktiv sind und sich entwickeln können. Die anderen sagen, es würde sich nicht um Lebewesen handeln, weil sie keinen eigenen Stoffwechsel besitzen, sondern nur den von anderen Lebewesen (als deren Wirte) benutzen. Außerdem seien sie zu keiner eigenständigen Fortpflanzung fähig, denn auch die gelingt nur in anderen lebenden Organismen. Dieser Diskurs bestimmt das Impf-Thema dahingehend, dass wenn Viren nicht als Lebewesen gelten, der Begriff der Lebendimpfstoffe fraglich ist.

Der Vorteil von Lebendimpfstoffen im Allgemeinen jedoch ist, dass der Körper auf eine tatsächliche Bedrohung reagieren kann und so in die Lage versetzt wird, aus sich heraus effektive Antikörper zu bilden. So kann eine Grundimmunisierung für lebenslangen Schutz sorgen. Wenn allerdings eine Schwäche des Immunsystems vorliegt, eignen sich die Lebendimpfstoffe nicht, weil diese dann den Körper ernstlich bedrohen könnten. Auch wenn die heutigen Lebendimpfstoffe als relativ gut verträglich gelten, können sie dennoch ähnliche Beschwerden auslösen wie die Krankheit, gegen die sie immunisieren sollten. Bei Menschen mit gesundem Immunsystem sind die Symptome in der Regel sehr schwach und nicht lang anhaltend.

Lebendimpfstoffe gelten als effektiver als Totimpfstoffe, weil sie neben der lebenslang anhaltenden zellulären Immunantwort auch eine humorale (nicht zelluläre Anteile des Immunsystems;

vor allem im Blutserum gelöste Stoffe wie Immunglobuline und antibakteriell wirkende Stoffe wie das Lysozym) Immunreaktion ermöglichen. Diese wurde von den B-Zellen (Lymphozyten) vermittelt. Die Antigenrezeptoren der B-Zellen bestehen aus Antikörpermolekülen. Diese werden als Oberflächenrezeptoren entweder herausgedrückt (exprimiert) oder sie werden abgesondert (sekretiert). Diese Antikörper docken direkt an der Oberflächenstruktur der Krankheitserreger an und kennzeichnen diese als Gefahr und damit vernichtenswert. Die körpereigenen Fresszellen können so ihre Arbeit verrichten und die herannahenden Antigene neutralisieren (Antigene sind Stoffe, an die sich Antikörper binden und die eine Immunantwort auslösen können).

Totimpfstoffe

Das Merkmal der Totimpfstoffe ist, dass sie abgetötete Viren bzw. Bakterien beinhalten. Je nach Impfung können auch nur einzelne Bestandteile von Bakterien, Viren oder Giftstoffen verabreicht werden. Da sie tot sind, können sie sich im Körper nicht vermehren – auch eine Infektion bleibt aus. Dennoch reagiert der Körper auf die Stoffe mit einer Immunantwort, so dass eine Immunisierung stattfinden kann. Es gibt vier Varianten von Totimpfstoffen: Toxoide, inaktivierte Ganzpartikelimpfstoffe, Teilpartikelimpfstoffe und Untereinheitimpfstoffe.

Toxoide sind veränderte Toxine, also Giftstoffe, die von Lebewesen produziert werden. Die Umwandlung zu Toxoiden erfolgt über eine Entgiftung der Toxine von krankheitserregenden Mikroorganismen. Toxoide werden vor allem dann als Impfstoff verwendet, wenn nicht die Erreger selbst die Ursache einer Krankheit sind, sondern deren Giftstoffe. Dies ist beispielsweise bei Tetanus der Fall.

Inaktivierte Ganzpartikelimpfstoffe sind inaktive Viren. Die Deaktivierung geschieht mittels Formaldehyd, Psoralen und beta-Propiolacton. Teilpartikelimpfstoffe sind Viren mit einer zerstörten Oberfläche. Um die Virusoberfläche zu schädigen, werden Detergenzien (das sind Stoffe, die auch in Reinigungs- oder Waschmitteln verwendet werden) oder starke organische Lösungsmittel verwendet. Untereinheitimpfstoffe sind Impfstoffe, bei denen bestimmte Stoffe aus den Viren herausgereinigt wurden. Die Untereinheitimpfstoffe enthalten meist lokalisierte Proteine von Viren, aber nur wenig Virennukleinsäure. Damit ist es möglich, das Immunsystem mit Antigenen zu konfrontieren, so dass dieses sie erkennen kann, ohne dass der Körper der Gefahr einer Virenreproduktion ausgesetzt wird.

Die Totimpfstoffe werden in der Regel vom Körper besser vertragen als die Lebendimpfstoffe. Sie werden daher in jenen Fällen als Alternative genutzt, in denen Lebendimpfstoffe nicht verabreicht werden können – zum Beispiel während der Schwangerschaft.

Simultanimpfung

Simultanimpfungen sind Kombinationen aus Aktiv- und Passivimpfungen. Sie werden angewendet, wenn die Gefahr einer Infektion gegeben ist. Verfügt ein Patient über einen unzureichenden Immunschutz und liegt ein begründeter Verdacht vor, dass er sich mit einer gefährlichen Infektionskrankheit infiziert hat, erhält er eine Aktiv- und eine Passivimpfung. Die Impfstoffe werden an unterschiedlichen Körperstellen injiziert, damit die Antikörper nicht die Antigene bzw. Toxine der Impfung aufnehmen. Der Vorteil von Simultanimpfungen liegt darin, dass zwei Effekte gleichzeitig bewirkt werden: eine unmittelbare Abwehr gegen infektionsbedingte Krankheiten und der Aufbau eines langfristigen Immunschutzes. Typische Einsatzgebiete für Simultanimpfungen sind Bedrohungen durch Tetanus oder Tollwut nach einer Verletzung oder einem Tierbiss, wenn der Impfstatus der Betroffenen nicht geklärt ist. Aber auch bei Neugeborenen kommen Simultanimpfungen zum Einsatz, wenn die Mütter an Hepatitis B erkrankt sind. In diesen Fällen dient die Simultanimpfung der Vorbeugung einer Leberentzündung.

Mutter-Kind-Immunisierung

Bei der Mutter-Kind-Immunisierung handelt es sich nicht um von Ärzten durchgeführte Impfungen, sondern um natürliche Prozesse zwischen Mutter und Kind. So konnte nachgewiesen werden, dass Schwangere Antikörper über die Placenta an das Ungeborene weitergeben, so dass dieses für einen kurzen Zeitraum nach der Geburt durch die mütterlichen Antikörper geschützt ist. Dieser Prozess wird auch als „Nestschutz“ bezeichnet. Wenn die Mutter das Kind nach der Geburt stillt, wird Ähnliches bewirkt. Über die Muttermilch erhält das Kind Antikörper und kann so sein Immunsystem stabilisieren. Weil diese Antikörper jedoch nicht gegen alle Infektionskrankheiten schützen, empfehlen Experten möglichst frühe Impfungen bei Kindern. Das Stillen hat aber noch einen weiteren, langfristigen Vorteil für das Kind: Die Darmflora, die für das Immunsystem essenziell ist, entwickelt sich wesentlich stabiler als bei Kindern, die mit Flaschennahrung großgezogen werden. Die Muttermilch transportiert nämlich auch Milchsäurebakterien in das Magen-Darm-System des Kindes. Vor allem im Darmtrakt kann sich so ein säurehaltiges Milieu entwickeln, das gegen schädliche Keime wirkt.

Wirkungsdauer und Auffrischung

Die Wirksamkeit von Impfungen soll möglichst ein Leben lang erhalten bleiben. Doch besitzen die einzelnen Impfungen unterschiedliche Wirkzeiten. Während zum Beispiel bei der Impfung gegen Pocken noch nach über 80 Jahren die Immunität nachweisbar war, verlieren die Impfungen gegen Tetanus oder Diphterie nach circa zehn Jahren ihre Wirkkraft und müssen aufgefrischt werden. Impfungen gegen Mumps, Masern und Röteln können eine Wirkdauer von circa 20 Jahren entfalten. Impfungen gegen Grippe wirken dagegen nur kurzfristig und müssten jedes Jahr wiederholt werden, um einen Dauereffekt zu erzielen.

Bei der ersten Impfung erfolgt die Grundimmunisierung gegen bestimmte Krankheitserreger oder Toxine. Sie ist gewissermaßen das Fundament, auf dem die weiteren Impfungen aufbauen. Diese aufgebauten Impfungen sind sogenannte Auffrischungsimpfungen, auch Wiederholungsimpfung oder Boosterimpfung genannt. Die Auffrischungsimpfung unterscheidet sich von der grundimmunisierenden Impfung dadurch, dass eine geringe Impfdosis ausreicht, um wieder ein ausreichendes Schutzniveau des Patienten zu bewirken. In der Praxis werden für die Auffrischung meist die gleichen Impfstoffe verwendet wie für die Grundimmunisierung.

Herstellung und Zusatzstoffe

Auch wenn es in den Herstellungsverfahren von Impfstoffen Unterschiede gibt, lassen sich Gemeinsamkeiten finden, mit denen der Herstellungsprozess beschrieben werden kann. So ist es üblich, die Erreger, gegen die immunisiert werden soll, künstlich zu züchten oder von erkrankten Menschen zu gewinnen. Auch die Zusammensetzung der Impfstoffe ist von der Herstellungsweise abhängig.

Die Herstellung der Impfstoffe

Impfstoffe sind synthetische Medikamente, für deren Herstellung es drei hauptsächliche Verfahren gibt: Die Stoffe können mit Hilfe von Hühnereiern, über eine Zellkultur oder mittels Gentechnik gewonnen werden. Die Erreger, gegen die die Impfungen immunisieren sollen, müssen erst gewonnen bzw. isoliert werden, um sie anschließend vermehren zu können. Bakterielle Impfstoffe können in Petrischalen, die der Kultivierung von Mikroorganismen oder der Zellkultur dienen, gezüchtet werden. Virale Impfstoffe benötigen dagegen einen lebendigen Wirt, um sich zu vermehren.

Die häufigste Praxis hierfür ist die Produktion mit Hilfe von Hühnereiern. Dabei werden lebendige Krankheitserreger in ein befruchtetes Hühnerei gespritzt. Anschließend wird das Ei mehrere Wochen erwärmt und bebrütet. Zusammen mit dem Heranwachsen des Vogelembryos entwickelt sich auch das Virus. Denn dabei herrschen Bedingungen vor, die dem Erreger eine Vermehrung ermöglichen. Wurde eine entsprechende Besiedlungsdichte ausgemacht, wird als Nächstes das Eiklar entzogen. Dieses enthält die Krankheitserreger, welche unter Hinzunahme von Chemikalien zerstört werden. Sie werden inaktiviert – ein Totimpfstoff wurde geschaffen. Der so gefertigte Impfstoff enthält nur noch Fragmente der Virenhülle, mit denen das Immunsystem des Menschen auf den Krankheitserreger vorbereitet werden kann.

Lebendimpfstoffe, die aus Hühnereiern gewonnen werden, werden entsprechend abgeschwächt, um sie anschließend für die Impfung einsetzen zu können. Ein Hühnerei trägt normalerweise eine ausreichende Menge an Erregern für eine Impfdosis. Daran können Sie abschätzen, wie viele Hühnerembryonen benötigt werden, um Massenimpfungen zu ermöglichen. Um diesen tierethischen und ökonomischen Schwachpunkt zu beheben, setzen viele Herstellerfirmen Wirkstoffverstärker ein, um die Impfdosis-Produktion pro Ei zu erhöhen.

Bei der Herstellung von Impfstoffen mit einer Zellkultur werden tierische oder menschliche Zellen mit Viren infiziert und anschließend in einem Nährmedium vermehrt. In Zellkulturen werden künstliche Bedingungen für das Wachstum bestimmter Zellen außerhalb von Organismen geschaffen oder aufrechterhalten. Bei der Impfstoffherstellung werden Gewebekulturen als Nährmedien genutzt. Diese enthalten zum Beispiel Zellen von Hunden, Meerkatzen oder sogar vom Menschen. In speziellen Bioreaktoren wachsen die Zellen heran und ermöglichen entsprechend ein Vervielfachen der Viren.

Wenn über Gene der Impfstoff gewonnen werden soll, setzen die Hersteller keine lebenden Viren ein, sondern nur ausgewählte Teile ihres Erbgutes. Diese werden zum Beispiel in Bakterien eingeschleust, welche die Erbinformation entziffern können und damit beginnen, massenweise Virusproteine zu entwickeln. Diese werden aus den Bakterien isoliert, mit chemischen Stoffen versetzt und anschließend als Impfstoff verwendet. Daneben gibt es noch eine relativ junge Form der Impfstoffherstellung, die eher dem experimentellen Bereich zugeordnet werden muss, da sie noch nicht ausreichend erforscht ist. Die Rede ist von den DNA-Impfstoffen. Dabei wird die Virus-DNA direkt injiziert, damit die menschlichen Zellen selbst das Virus-Protein produzieren können. Dies gelingt jedoch nur, wenn die Erbinformationen in die eigene DNA eingebaut werden können. Die Vorteile dieser Form von Impfstoffgewinnung und Impfung sind kostengünstige und einfache Herstellungsverfahren, die biologische und chemische Stabilität der Impfstoffe und die direkte Aktivierung der zellulären Immunität. Allerdings gibt es auch Risiken. Beispielsweise kann es zu einer verstärkten Tumorbildung kommen, weil Onkogene (wörtlich „Krebs-Gene“) aktiviert oder tumorunterdrückende Gene deaktiviert werden könnten. Eine solche Deaktivierung erfolgt über eine Genmutation, bei der zusätzliche Nukleotiden oder DNA-Sequenzen in eine DNA-Sequenz eingebaut werden würden. Weitere Gefahren können sein: Destabilisierung von Chromosomen, Übertragung von Antibiotikaresistenzen an Bakterien oder das Auslösen von Autoimmunerkrankungen. Bisher ist noch völlig unklar, ob solche DNA-Veränderungen überhaupt rückgängig gemacht werden können.

Zusatzstoffe

Neben den Antigenen oder Toxinen, gegen die die Impfungen immunisieren sollen, gibt es Zusatzstoffe, die in den Impfstoffen enthalten sind. Beispielsweise werden bestimmten Impfungen Antibiotika oder Thiomersal beigegeben, um Überreaktionen des Immunsystems zu reduzieren bzw. eine bakterielle Verunreinigung der Impfstoffe zu verhindern. Weitere Zusatzstoffe sind Azeton, Aluminiumphosphat und Phenol. Die Zusätze dienen als Stabilisatoren, Neutralisatoren oder Träger- und Konservierungsstoffe. Aluminiumhydroxid wird als Bindemittel oder als Wirkungsverstärker zugesetzt. Formaldehyd, aber auch Chloroform und Polysorbate, werden in Impfstoffen verwendet, um die Vermehrung der Erreger zu hemmen.

Thiomersal gilt als besonders gefährlich, weil es einen hohen Quecksilberanteil hat und für eine Fülle an Nebenwirkungen verantwortlich sein soll. Darum verzichten die meisten Impfstoffhersteller auf den Zusatz dieses Stoffes. Mark Geier, Präsident des Genetic Center of America, hat in einer Studie[4] einen signifikanten Zusammenhang zwischen quecksilberversetzen Impfstoffen und neurologischen sowie Herzerkrankungen nachweisen können. Demnach gilt: Je höher die Quecksilberbelastung, desto höher das Risiko einer entsprechenden Erkrankung.

Auch die Zusätze Aluminiumhydroxid, Aluminiumphosphat und Aluminiumsulfat stehen im Verdacht, neurologische Störungen zu verursachen. Die Wissenschaftler Chris Shaw und Lucija Tomljenovic stellen in ihren Untersuchungen[5] fest: Aluminium ist ein nachgewiesenes Neurotoxin (Nervengift), welches in Impfstoffen als Hilfsmittel verwendet wird. Es hat eine über 90-jährige Tra-

4 Geier & Geier 2003, www.jpands.org, Link im Quellenverzeichnis.

5 Shaw & Tomljenovic 2011, http://www.researchgate.net, Link im Quellenverzeichnis.

dition in der Impfstoffherstellung. Dennoch gibt es nur wenige Daten zur Toxikologie und zur Wirkung des Stoffs im Kontext aller im Körper ablaufender Prozesse, denen Aluminium unterliegt. Die Wirkungsweise von Aluminium in Impfstoffen ist nach Shaw und Tomljenovic ebenfalls nur minimal bekannt. Dennoch wird im Allgemeinen dem Aluminium Gefahrlosigkeit attestiert. Experimente konnten aber zeigen, dass einige Aluminium-Hilfsstoffe das Risiko immunologischer Beschwerden erhöhen – vor allem Autoimmunerkrankungen, chronische Hirn-Entzündungen und damit einhergehende neurologische Störungen. Doch auch in anderen medizinischen Bereichen ist Aluminium umstritten. So kann es bei eingeschränkter Nierenfunktion oder bei Dialyse-Patienten Gedächtnis- und Sprachstörungen, Antriebslosigkeit oder Aggressivität verursachen. Es kommt dann zu krankhaften Veränderungen im Gehirn, die als Enzephalopathie bezeichnet werden. Weitere Krankheitsmuster können Osteoporose mit Knochenbrüchen und Blutarmut (Anämie) sein.

Formaldehyd wird auch als Methanal bezeichnet, ein farbloser, stechend riechender Stoff, der bei Zimmertemperatur gasförmig ist. Es handelt sich um ein starkes Reduktionsmittel und wurde früher zur Abtötung von Keimen genutzt. Heute kommt es in der Textilindustrie, Kosmetik, in Düngemitteln, Sprengstoffen und Konservierungsstoffen vor. In der Medizin und Biologie dient es der Haltbarmachung von anatomischen oder biologischen Präparaten. Bei der Impfstoffherstellung dient es der Inaktivierung von Impfviren oder Bakterientoxinen. Formaldehyd besitzt eine Fülle toxischer Wirkungen, weshalb es bei Impfstoffen nur bis zu bestimmten Grenzwerten eingesetzt werden darf. Der Stoff steht im Zusammenhang mit Allergien, Reizungen der Haut, Augen und Atemwege sowie akuter Lebensgefahr ab einer Konzentration von 30 ml pro Kubikmeter. Bei häufigem Kontakt wirkt es krebsfördernd und reduziert Gedächtnis- und Konzentrationsleistungen sowie das Schlafvermögen.

Wenn Sie vor einer Impfung stehen, nehmen Sie sich die Zeit, in Ruhe nach den Wirk- und Zusatzstoffen des Medikaments zu recherchieren. Der Beipackzettel gibt erste Hinweise auf mögliche Risiken und Nebenwirkungen. Doch für ein umfassendes Bild sollten Sie über die Beipack-Informationen hinaus nach Informationen zu den Stoffen suchen – vor allem die Wirkzusammenhänge und die zu erzielenden Wirkungen sind äußerst wichtig.

Zulassungsverfahren

Das Gefahrenpotenzial einiger Zusatzstoffe ist erheblich, deshalb müssen die Impfstoffe bestimmte Qualitätskriterien erfüllen, damit sie überhaupt zugelassen werden und zur Anwendung kommen dürfen. Auch nach der Zulassung der Impfstoffe werden diese weiterhin kontrolliert. Die Qualitätssicherung beginnt bereits während der Planung der Impfstoffherstellung. Die europäische Zulassungsbehörde EMA (European Medicines Agency) fordert von den Herstellerfirmen Gutachten ein, mit denen die Sicherheit der Impfstoffe bestätigt werden soll. Darin werden die Wirkungen und Nebenwirkungen bewertet. Allerdings handelt es sich hierbei vorrangig um eine theoretische Diskussion, da der Impfstoff selbst zu dieser Zeit noch nicht existiert. Klarheit schaffen Computersimulationen, später Tierversuche und klinische Studien an Menschen. Gibt die EMA ihr Einverständnis, erfolgt eine Kontrolle der Hersteller, damit sichergestellt wird, dass die Impfherstellung auch weiterhin auf dem Niveau der Qualitätsstandards abläuft. Hierzu erfolgen Arbeitsdokumentationen, Labor- und Gerätekontrollen sowie die Überprüfung der Ausgangsmaterialien und der Zulieferer.

In Deutschland ist das Paul-Ehrlich-Institut in Langen für die Kontrolle von Impfstoffen nach der Markteinführung verantwortlich. Vorrangig werden hier Sterilität (frei von vermehrungsfähigen Keimen) und Zusammensetzung der Impfstoffe getestet. Fremde Bakterien, Viren oder Pilze dürfen in der Probe nicht vorhanden sein. Doch erst wenn die Impfstoffe frei verfügbar sind, steigt die praktische Erfahrung mit Wirkungen und Nebenwirkungen. Deshalb stehen Ärzte in der Pflicht, Impfkomplikationen zu melden. Sollte es auffallend viele Meldungen bezüglich eines Impfstoffes geben, kann die Zulassung zurückgenommen werden. Manchmal werden stattdessen jedoch die Anwendungsbedingungen eingeschränkt.

Das Risikomanagement

Wenn ein Impfstoff erstmalig bei Menschen angewendet werden soll, durchläuft er ein dreistufiges Programm zur Erkennung und Minimierung möglicher Risiken. Auf der ersten Stufe sollen potenzielle Risiken erkannt werden. Arbeitsfelder in dieser Phase sind Tests an Tieren, die Planung der Herstellung des Impfstoffes sowie die Berücksichtigung möglicher negativer Einflüsse auf die Impfwirkung wie Empfindlichkeit der Impflinge, Wechselwirkungen mit anderen Medikamenten oder vorheriger Kontakt des Immunsystems zum Krankheitserreger. Die zweite Stufe ist die Risikobewertung. Hier werden theoretisch ermittelte Gefahren ebenso ausgewertet wie experimentell erkannte Risiken, die auf Befunden basieren. Hinzu kommen Befunde aus ähnlichen Konzepten und Offenheit für unerwartete Befunde. Daraus wird das Design für die klinische Prüfung abgeleitet. Dies ist die dritte Stufe. Ziel ist eine Risikominimierung des Impfstoffes durch Anpassung der Anfangsdosis, zusätzliche Messungen und Nachbeobachtungen der Impflinge.

Je nach Herstellungsverfahren, Impfstoff und Zusatzstoffe unterscheiden sich die Wirkungen der Impfungen. Alle zugelassenen Impfstoffe gelten jedoch als verträglich und wirksam. Die Wirksamkeit wird mittels Studien und Vergleichen belegt.

2.3 Hinweise zur Wirksamkeit und Impfstudien

Wie wirksam sind Impfungen? An dieser Frage scheiden sich die Geister, obwohl zahlreiche Studien und andere Dokumentationen vorliegen, mit denen die Effektivität von Schutzimpfungen belegt werden kann. Wieso zweifeln also so viele Leute an deren Wirksamkeit? Abgesehen von der Gefahr der Nebenwirkungen und negativen Langzeitfolgen argumentieren Impfkritiker, dass die vorhandenen Studien zur Wirksamkeit nicht den wissenschaftlichen Standards entsprechen würden. Streitpunkt ist die Bedeutung des Wortes „Wirksamkeit". Während Laien eine eher subjektive Vorstellung vom Wirksamkeitsbegriff haben, haben Wissenschaftler – gerade im Bereich der experimentellen Forschung – eine ganz konkrete Vorstellung, nämlich Zahlen. Bei den Impfungen wird die Wirksamkeit beispielsweise bei Zulassungsstudien über den Antikörpertiter im Blut der Probanden ermittelt (der Titer ist das Flüssigkeitsvolumen, das aufgrund eines in ihm gelösten Stoffes eine biologische Wirksamkeit besitzt). Hat die Menge an Antikörpern eine bestimmte Grenze überschritten, kann der Impfstoff als wirksam bewertet werden. Kritiker werfen diesem Verfahren vor, willkürlich zu sein; auch nach Auskunft des Robert Koch-Instituts[6] besteht nicht zwangsläufig ein Zusammenhang zwischen Antikörpertiter und Immunität. Das heißt, Menschen können auch ohne messbaren Titer immun sein. Damit wäre ein hoher Titer als Garant für die Immunität kein haltbarer Maßstab. Doch es gibt noch andere Formen der Wirksamkeitsnachweise.

6 Korrespondenz zwischen dem Impfkritiker Hans Tolzin und dem Robert Koch-Institut aus dem Jahr 2005, www.impfkritik.de, Link im Quellenverzeichnis.

Historische Vergleiche

Eine weit verbreitete Argumentation für das Impfen liegt im Vergleich der Verbreitung von Krankheiten zu verschiedenen Zeiten in der Geschichte. Demnach sei die Wirksamkeit von Impfungen allein dadurch bestätigt, dass es vor der Einführung der Schutzimpfung eine Fülle an Infektionskrankheiten gegeben habe, die schwer bis gar nicht zu kontrollieren waren. Nach der Einführung der Impfung habe sich die allgemeine Gesundheit wesentlich verbessert und Krankheiten, an denen früher die Menschen verstorben sind, seien in Ausbruch und Verbreitung drastisch reduziert, teilweise sogar ausgerottet worden. Bei dieser Argumentation bleibt außer Acht, dass die allgemeine Gesundheit nicht ausschließlich von der Immunität des Einzelnen abhängig ist, sondern auch von gesellschaftlichen, wirtschaftlichen und kulturellen Bedingungen. Ein Vergleich zwischen der heutigen Gesellschaft, in der das Impfen allgemein anerkannt ist, und einer Gesellschaft der Frühen Neuzeit muss die veränderten Umweltfaktoren genauso berücksichtigen wie die Veränderung von Denkmustern und Verhaltensweisen beispielsweise im Bereich der täglichen Hygiene.

Für die USA wird zum Beispiel angegeben[7], dass die Zahl der jährlichen Neuerkrankungen von Diphtherie, Mumps, Keuchhusten und Tetanus seit der Impfeinführung um über 90 % gesunken sei. Die Zahl der an diesen Krankheiten verstorbenen Menschen ging um mindestens 99 % zurück. In den USA gelten die Masern als ausgerottet. Allerdings sollten solche starken Zahlen nicht darüber hinwegtäuschen, dass sich zwischen der heutigen Zeit und der Zeit der Impfeinführung vieles in der amerikanischen Gesellschaft verändert hat und die Impfung nicht die einzige Ursache

7 National Immunization Program, CDC, 1999: www.cdc.gov, Link im Quellenverzeichnis.

für diese positiven Ergebnisse ist. Nicht weniger wichtig sind die Hebung des Lebensstandards und die Möglichkeiten regelmäßiger Hygiene.

Vergleiche von impfstarken und impfschwachen Regionen

Weitere Vergleiche, mit denen die Wirksamkeit von Impfungen belegt werden soll, werden zwischen Kulturen der Gegenwart angeführt. In diesen Vergleichen werden Menschen, die in Regionen leben, in denen intensiv geimpft wird, mit Menschen verglichen, die in Regionen leben, in denen wenig bis gar nicht geimpft wird. Dabei stellt sich immer wieder heraus, dass die geimpften Menschen gegenüber den nichtgeimpften gegen bestimmte Erreger oder Toxine immun sind und den Ausbruch von diversen Krankheiten nicht fürchten müssen. Die WHO und die Global Alliance for Vaccines and Immunization (GAVI) haben zum Beispiel für das Jahr 2002 festgestellt, dass weltweit zwei Millionen Menschen an Infektionskrankheiten erkrankt waren, gegen die Impfungen hätten immunisieren können.[8] Viele der Infektionskrankheiten brachten aufgrund schlechter medizinischer Versorgung den Tod der Infizierten mit sich. Vor allem die Dritte Welt leidet unter den Infektionskrankheiten. Die westlichen Industrienationen, in denen genug Impfmittel zur Verfügung stehen, haben dem gegenüber nur wenige Probleme mit Infektionskrankheiten.

Diese Vergleiche sind jedoch nur begrenzt schlüssig. Oftmals ist es so, dass dort, wo die Impfstoffe fehlen, auch andere Defizite in der Gesellschaft bestehen, so dass die Verbreitung von Infektionskrankheiten viele Ursachen hat – nicht nur das Fehlen einer

8 GAVI & The Vaccine Fund 2002, www.gavi.org, Link im Quellenverzeichnis.

Schutzimpfung. Die Verbreitung von Impfstoffen hängt auch mit dem Wohlstand der Gesellschaft zusammen. Je höher der Wohlstand, desto mehr Impfressourcen gibt es. Das heißt, dass ein Vergleich zwischen impfstarken und impfschwachen Regionen nur sinnvoll ist, wenn alle anderen Lebensbedingungen der Menschen berücksichtigt werden, so dass ein umfassendes Bild von Gesundheit, Krankheit und Immunität gezeichnet werden kann. Das heißt aber auch, dass diese Impfvergleiche konkrete Vergleiche von Reichtum und Armut in der Welt sind. Die Wirkung von Impfungen würde sich mit dieser Art von Querschnittsvergleichen am besten beweisen lassen, würden mindestens zwei Gesellschaften auf dem gleichen sozialen, wirtschaftlichen, politischen und Bildungsniveau verglichen werden, wobei die eine Gesellschaft geimpft ist und die andere nicht. Doch mit zunehmendem Lebensniveau einer Gesellschaft steigen unmittelbar die Impfressourcen, so dass diese Vergleiche in aller Regel nicht aussagekräftig genug sind.

Impfstudien

Als die wichtigsten Belege in den Diskussionen für oder gegen die Wirksamkeit von Impfungen gelten Studien. Dabei ist zwischen zwei Studienarten zu unterscheiden: Zulassungsstudien und weiterführende Forschungsstudien. Während die Zulassungsstudien ein notwendiger Bestandteil der Qualitätssicherung sind, dienen die Forschungsstudien der Beantwortung eher individueller Fragen von Forschern, Instituten oder Unternehmen. Beispielsweise gibt es Forschungsstudien, mit denen das Verhältnis von Kosten und Nutzen der Impfungen herausgearbeitet werden. Und das Robert Koch-Institut erhebt unter anderem Daten zur Bewertung der Umsetzung von Impfempfehlungen und widmet sich der Frage nach den Wirkungen in der Bevölkerung.

Zulassungsstudien

Bei den Zulassungsstudien untersuchen die Forscher, ob die Impfstoffe wirksam sind und die Risiken des Impfstoffes auf ein Minimum reduziert sind. Dabei wird der bereits erwähnte Antikörpertiter, die Konzentration von Antikörpern, gemessen. Dieses Verfahren ist laborchemisch und bietet bereits erste Hinweise auf die Antikörperbildung und damit auf die Immunität der Patienten. Da der Antikörpertiter aber in der sogenannten Evidenzbasierten Medizin (also der auf empirischen Belegen basierenden Medizin) lediglich einen Hilfswert, also eine Ersatzgröße, darstellt, müssen weitere Untersuchungen angesetzt werden. Hier wird auf klinische Studien zurückgegriffen, es werden also direkte Vergleiche zwischen Patienten mit dem neuen Impfstoff (Studiengruppe) und Patienten ohne Impfung bzw. mit einem alten Impfstoff (Kontrollgruppe) hergestellt. Ziel ist es, die Häufigkeit und Intensität von Infektionskrankheiten oder die Immunität in der Studiengruppe zu messen. Die Vergleichswerte der Kontrollgruppe geben Aufschluss darüber, ob der neue Impfstoff als wirkungsvoll eingestuft werden kann oder nicht. Als wirksam gilt er, wenn die Werte von Häufigkeit und Intensität der Erkrankungen unter denen der Kontrollgruppe liegen.

Häufige Studiendesigns

Will man in der Medizin empirische Belege herausarbeiten, um die Wirksamkeit von Medikamenten nachzuweisen, wird in der Regel das Studiendesign der sogenannten „randomisierte kontrollierte Studie" verwendet. Dabei erfolgt die Zuteilung der Probanden zu einer Behandlungsgruppe per Zufallsprinzip, um Befangenheit auszuschließen und eine gleichmäßige Verteilung von bekannten und unbekannten Einflussfaktoren auf alle Gruppen zu gewährleisten. Die Ergebnisse der Studiengruppe werden mit denen der Kontrollgruppe verglichen, um urteilen zu können, wie die Wirksamkeit des Medikaments der Studiengruppe ist.

Je nach Untersuchungsziel kann auch mit dem Placeboeffekt gearbeitet werden. Die Kontrollgruppe erhält dann Placebos, während die Studiengruppe das wirkstoffhaltige Medikament bekommt.

Zur Anwendung kommen auch Studiendesigns wie Fall-Kontroll-Studien oder Kohortenstudien. Bei Fall-Kontroll-Studien werden Stichproben aus erkrankten und gesunden Bevölkerungsteilnehmern genommen und dahingehend untersucht, ob sie vorher möglichen Risikofaktoren ausgesetzt waren. Zeigt sich ein signifikanter Unterschied zwischen den Gruppen, ist dies ein Hinweis auf Zusammenhänge zwischen Risikofaktor und Erkrankung. Das heißt aber noch nicht, dass ein unmittelbarer Wirkzusammenhang bestehen würde. So lässt sich mit den Fall-Kontroll-Studien testen, ob der Risikofaktor des Nichtgeimpftseins einen Zusammenhang mit einer bestimmten Erkrankung hat. Dieser Zusammenhang ergibt sich jedoch erst im Vergleich zu geimpften Probanden.

Kohortenstudien funktionieren ähnlich. (Mit Kohorten sind die Gruppen gemeint, in denen Probanden zusammengeschlossen werden.) Um nach Zusammenhängen zwischen Risikofaktoren und Krankheitsausbruch zu forschen, werden zwei Gruppen über einen längeren Zeitraum beobachtet. In der einen Gruppe sind Probanden, die den potenziellen Risikofaktoren ausgesetzt waren, und in der anderen sind Probanden, die diesen nicht ausgesetzt waren. Um auf mögliche Zusammenhänge zwischen Risikofaktoren und Krankheitsausbruch zu schließen, werden die Zahlen von Neuerkrankungen in der einen Gruppe und der anderen Gruppe gemessen und verglichen. Wenn sich herausstellt, dass es signifikant mehr Neuerkrankungen in der Gruppe gibt, in der die Menschen den potenziellen Risikofaktoren ausgesetzt waren, dann können zwischen diesen und dem Auftreten der jeweiligen Erkrankung Zusammenhänge ausgemacht werden. Um die Stärke der Risikofaktoren zu ermitteln, sind weitere Berechnungen bezüglich der Anzahl der Neuerkrankungen und des relativen Krankheitsrisikos notwendig. Eine Kohortenstudie[9] wurde zum Beispiel 2015 in Skandinavien verwendet, um das Risiko zu ermitteln, durch eine HPV-Impfung (Impfung gegen humane Papillomaviren) an Multipler Sklerose (MS) zu erkranken. Es wurden vier Millionen Mädchen und Frauen im Zeitraum von 2006 bis 2013 nachbeobachtet. Circa 800.000 der Probanden hatten eine HPV-Impfung erhalten. In der Zeit vor der Impfung lag die Rate an Neuerkrankungen bei 21,54 MS-Erkrankungen pro 100.000 Personenjahre, in der Zeit nach der Impfung lag die Rate bei 6,12 MS-Erkrankungen pro 100.000 Personenjahre.

Studienergebnisse und weitere Informationen über die Wirksamkeit von Impfungen können im „*Pink Book*“[10] nachgeschlagen werden. Dabei handelt es sich um ein amerikanisches Standardwerk zur Erforschung von Ursachen, Folgen, Verbreitung und Prävention von durch Impfungen vermeidbarer Krankheiten.

2.4 Nebenwirkungen

Die Studien zur Wirksamkeit von Impfungen beinhalten auch Forschungen zu Nebenwirkungen und Kontraindikationen. Im Allgemeinen gelten Impfstoffe als gut verträglich – Voraussetzung dafür ist jedoch ein normal funktionierendes Immunsystem. Dennoch gibt es eine Vielzahl von potenziellen Nebenwirkungen, die Impfkritiker immer wieder anführen, um auf die große Gefahr der Impfstoffe hinzuweisen. Trotzdem gelten die offiziell empfohlenen Impfungen von amtlicher Seite als weitgehend gefahrlos.

9 Scheller et al. 2015, jama.jamanetwork.com, Link im Quellenverzeichnis.

10 Eine englische Online-Version des Pink Book ist auf der Webseite des Centers for Disease Control and Prevention zu finden: www.cdc.gov, Link im Quellenverzeichnis.

Impfreaktionen und Impfkomplikationen

Zur Klassifizierung der Nebenwirkungen wird zwischen Impfreaktionen und Impfkomplikationen unterschieden. Impfreaktionen sind kurzfristige und vorübergehende Reaktionen auf den Impfstoff. Impfkomplikationen sind alle Beschwerden, die über die kurzfristigen Effekte einer Impfreaktion hinausgehen und gesundheitlichen Schaden auslösen. Es besteht für Ärzte eine entsprechende Meldepflicht, sollte es zu Impfkomplikationen gekommen sein. So sollen Risiken von Impfstoffen so schnell wie möglich erfasst werden, die bei den Zulassungsverfahren nicht erkannt worden sind.

Typische Impfreaktionen

Da der Körper nach einer Impfung gegen Erreger oder deren Toxine ankämpft, wird der Organismus in besonderer Weise beansprucht. Er muss mit den auf künstliche Weise verabreichten Bakterien oder Viren zurechtkommen. Das Immunsystem muss viel Leistung aufwenden, um eine ausreichende Immunreaktion zu bewirken. So sind typische Nebenwirkungen bzw. Begleiterscheinungen einer Impfung Abgeschlagenheit, Kopf- und Gliederschmerzen sowie Schwindel oder auch Schmerzen und Spannung oder Schwellungen an der Injektionsstelle. Fieber, Übelkeit oder Durchfall können ebenfalls als Nebenwirkungen auftreten. Sofern es sich nur um kurzfristige Effekte handelt, sind diese Wirkungen normale Folgen, die Zeichen einer Immunreaktion sind. Sie sollten allerdings nicht länger als zwei Tage andauern.

Impfkomplikationen

Impfkomplikationen sind deutlich unangenehmer als Impfreaktionen und auch wesentlich komplexer. So kann eine Impfung beispielsweise dafür sorgen, dass beim Impfling Symptome der Krankheit entstehen, gegen die geimpft wurde. Dies ist bei der Gabe von Lebendimpfstoffen der Fall. Bekannt ist dieses Phänomen vor allem bei der Masernimpfung, weshalb Ärzte von den „Impfmasern" sprechen. Diese sind in der Ausprägung nicht so schlimm wie die „echten" Masern und auch nicht ansteckend. Weitere Komplikationen können allergische Reaktionen sein – im schlimmsten Fall ein allergisch-anaphylaktischer Schock. Dabei reagieren die Impflinge gegen einzelne Inhaltsstoffe der Schutzimpfung. Bekannte Zusatzstoffe in diesem Zusammenhang sind Quecksilberverbindungen (Thiomersal), Aluminiumverbindungen, Formaldehyd oder Antibiotika. Es gibt aber auch Fälle, in denen die Menschen auf das Hühnereiweiß reagieren. Sollten Sie unter einer Hühnereiweißallergie leiden, teilen Sie dies Ihrem Arzt mit, um die Risiken besser bei der Impfung einschätzen zu können.

Impfkomplikationen müssen dabei nicht immer die Folge der Impfstoffe sein, sondern können auch durch unsachgemäße Anwendung ausgelöst werden. Wird zum Beispiel eine Tetanusimpfung nicht in den Oberarmmuskel gespritzt, sondern nur knapp unter die Haut, wird die Impfreaktion um ein Vielfaches stärker ausfallen und ist somit eine Impfkomplikation. Umgekehrt ist es bei Tuberkuloseimpfungen: Wenn hier nicht in die obersten Hautschichten, sondern tiefer ins Gewebe gespritzt wird, kommt es vermehrt zu Schwellungen der Lymphknoten und zur Bildung von Lymphknotenabszessen.

Die selbsterfüllende Prophezeiung

Es kann auch sein, dass Patienten Nebenwirkungen von Impfungen wahrnehmen, obwohl die Symptome überhaupt nicht mit der Impfung im Zusammenhang stehen. In einer Studie wurde zum Beispiel der einen Gruppe ein Impfstoff injiziert und der anderen eine Kochsalzlösung. Beide Gruppen klagten anschließend über ähnliche Nebenwirkungen. Wie kann das sein, wenn doch nur eine Gruppe den wirksamen Stoff erhalten hatte? In der Psychologie gibt es das Phänomen der selbsterfüllenden Prophezeiung: Eine Erwartungshaltung geht dadurch in Erfüllung, dass bestimmte

Umstände im Sinne der Erwartung gewertet werden. Dies trifft auch zu, wenn Krankheiten zufällig mit dem Zeitpunkt der Impfung zusammenfallen und vorschnell ein Zusammenhang zwischen Impfung und Krankheit ausgemacht wird. Hier bedarf es genauer Ursachenforschungen, um keine falschen Schlüsse zu ziehen.

Impfschäden

Besonders bei Impfkritikern im Gespräch sind die Impfschäden. Teilweise wird der Begriff synonym zur Impfkomplikation genutzt, aber genau genommen meint man damit langfristige bzw. bleibende Folgeerkrankungen, deren Ursache die Schutzimpfung ist. Wahrscheinlichkeit und Intensität von Impfschäden sind vom Impfstoff und der individuellen Konstitution der Impflinge abhängig. Auch wenn von Expertenseite geäußert wird, dass das Risiko für Impfschäden verschwindend gering und um ein Vielfaches kleiner sei als das Risiko, an Infektionskrankheiten zu erkranken, gibt es immer wieder Fälle von Lähmungen, Sprachstörungen, Epilepsie, Muskelhypotonie, Allergien, Borderline-Persönlichkeitsstörungen, Gehbehinderungen, Störungen der Feinmotorik, Asthma, Neurodermitis, Ängstlichkeit oder Schlafstörungen, bei denen die Impfungen als ursächlich angesehen werden. Der schweizerische Heilpraktiker und Buchautor Andreas Bachmair stellt online[11] eine Datenbank zur Verfügung, in der er gemeldete Impfschäden seit 2003 aufführt. Darin verzeichnet sind Informationen zu Impfreaktionen, Impfdatum, Alter während der Impfung, Vorerkrankungen und Ausgang des Impfschadens.

---

11 Bachmair 2015, impfschaden.info, Link im Quellenverzeichnis.

2.5 Rechtliche Aspekte

Eine gesetzliche Impfpflicht gibt es in Deutschland nicht. Dafür gibt es aber das Recht auf Impfung – und dieses wird über mehrere Gesetze geregelt. Wesentliche Grundlagen sind die Menschen- und Kinderrechte.

Recht auf Gesundheit als Menschenrecht

Die Menschenrechte sind bewusst offen definiert, so dass sie den politisch Verantwortlichen genug Freiraum zur Umsetzung der Rechte geben. In Art. 3 der Menschenrechte wird jedem Menschen das Recht auf Leben, Freiheit und Sicherheit zugestanden. Dazu gehören auch die Gesundheit sowie die medizinische Versorgung im Krankheitsfall. Art. 25 regelt dies konkreter. Dort heißt es:

> *„1. Jeder hat das Recht auf einen Lebensstandard, der seine und seiner Familie Gesundheit und Wohl gewährleistet, einschließlich Nahrung, Kleidung, Wohnung, ärztliche Versorgung und notwendige soziale Leistungen, sowie das Recht auf Sicherheit im Falle von Arbeitslosigkeit, Krankheit, Invalidität oder Verwitwung, im Alter sowie bei anderweitigem Verlust seiner Unterhaltsmittel durch unverschuldete Umstände.*
>
> *2. Mütter und Kinder haben Anspruch auf besondere Fürsorge und Unterstützung. Alle Kinder, eheliche wie außereheliche, genießen den gleichen sozialen Schutz.“*

Zwar wird hier nicht direkt von der Impfung gesprochen, sehr wohl aber vom Recht auf ärztliche Versorgung. Der Schutz gilt vor allem für Mütter und Kinder. Auch die UN-Kinderrechtskonvention von 1989 gewährt den Minderjährigen einen besonderen Schutz.

Die Kinderrechtskonvention

Für Deutschland trat die Kinderrechtskonvention 1992 in Kraft. Der Maßstab dieses Rechtstextes ist das Kindeswohl, welches es zu fördern und zu wahren gilt. Dazu gehört auch die Sicherung der kindlichen Gesundheit. Art. 24 sichert die Gesundheitsvorsorge:

> *(1) Die Vertragsstaaten erkennen das Recht des Kindes auf das erreichbare Höchstmaß an Gesundheit an sowie auf Inanspruchnahme von Einrichtungen zur Behandlung von Krankheiten und zur Wiederherstellung der Gesundheit. Die Vertragsstaaten bemühen sich sicherzustellen, dass keinem Kind das Recht auf Zugang zu derartigen Gesundheitsdiensten vorenthalten wird. (...)*
>
> *(2) Die Vertragsstaaten bemühen sich, die volle Verwirklichung dieses Rechts sicherzustellen, und treffen insbesondere geeignete Maßnahmen, um*
>
> > *a) die Säuglings- und Kindersterblichkeit zu verringern;*
> >
> > *b) sicherzustellen, dass alle Kinder die notwendige ärztliche Hilfe und Gesundheitsfürsorge erhalten, wobei besonderer Nachdruck auf den Ausbau der gesundheitlichen Grundversorgung gelegt wird (...).*[12]

Geltendes deutsches Recht

Zur Umsetzung der Bestimmungen der Vereinten Nationen hat der Gesetzgeber unterschiedliche Gesetze erlassen oder revidiert, um dem Anspruch der Menschen- und Kinderrechte gerecht werden

12 Bundesministerium für Familie, Senioren, Frauen und Jugend 2014, www. bmfsfj.de, siehe Quellenverzeichnis.

zu können. Im Grundgesetz (GG) der BRD heißt es in Art. 2, dass jeder Mensch das Recht auf Leben und körperliche Unversehrtheit habe. Vor dem Hintergrund der individuellen Freiheit besteht in Deutschland keine Behandlungspflicht. Jede ärztliche Maßnahme bedarf deshalb der Zustimmung des Patienten. Umgekehrt sind Kassenärzte verpflichtet, Kassenpatienten zu behandeln. Nur privat abrechnende Ärzte können frei entscheiden, welche Patienten sie behandeln möchten und welche nicht.

Gesundheit versus körperliche Unversehrtheit?

Wenn Ärzte Patienten impfen, geschieht dies in der Regel auf freiwilliger Basis. Art. 2 GG gewährt die körperliche Unversehrtheit. Eine Impfapplikation muss folglich als Verstoß gegen Art. 2 GG gewertet werden, weil die Unversehrtheit des Körpers des Patienten durch die Impfung beeinträchtigt wird. Daher würde eine Impfpflicht das Recht auf körperliche Unversehrtheit verletzen. Es gibt aber Ausnahmen, in denen laut derzeitiger Gesetzeslage eine Impfpflicht wenigstens vorübergehend eingeführt werden darf; nämlich genau dann, wenn eine akute Gefahr der individuellen Gesundheit oder der Volksgesundheit besteht. In § 20 (6) des Infektionsschutzgesetzes (IfSG) wird erklärt:

> *„Das Bundesministerium für Gesundheit wird ermächtigt, durch Rechtsverordnung mit Zustimmung des Bundesrates anzuordnen, dass bedrohte Teile der Bevölkerung an Schutzimpfungen oder anderen Maßnahmen der spezifischen Prophylaxe teilzunehmen haben, wenn eine übertragbare Krankheit mit klinisch schweren Verlaufsformen auftritt und mit ihrer epidemischen Verbreitung zu rechnen ist.“*

Somit ist unter bestimmten Umständen eine Impfpflicht in Deutschland möglich. Im Normalfall werden jedoch ausschließlich Impfempfehlungen abgegeben. Dafür gibt es ein Expertengremium, welches vom Bundesministerium für Gesundheit und der Ständigen Impfkommission (STIKO) berufen wurde. Dieses definiert die Empfehlungen über den Wert einzelner Impfungen für den individuellen und allgemeinen Gesundheitsschutz. Gesetzlich Versicherte können Impfungen kostenfrei in Anspruch nehmen – Ausnahmen sind lediglich Schutzimpfungen für private Auslandsreisen.

Elternrecht und Kinderrecht

In Deutschland haben Eltern oder andere Erziehungsverantwortliche das Recht und die Pflicht zur Erziehung der Kinder. Dazu gehören auch Entscheidungen zur Gesundheit. Wenn Eltern ihr Kind nicht impfen lassen wollen, haben sie die Rückendeckung durch das Grundgesetz. Wenn die Eltern ihre Pflicht allerdings so sehr vernachlässigen, dass das Kindeswohl gefährdet ist, nimmt sich der Staat das Recht, einzuschreiten und im schlimmsten Fall den Eltern das Sorgerecht zu entziehen. Wenn Eltern eine Impfentscheidung für ihre Kinder treffen, steht ihr Recht zur Erziehung höher als das Recht des Kindes auf Gesundheit bzw. wird das Gesundheitsrecht des Kindes über das Erziehungsrecht der Eltern definiert. Die Eltern sollen nach bestem Wissen und Gewissen für das Kind handeln, um dessen Gesundheit zu sichern. Juristisch interessant ist die Frage, was tatsächlich höher wiegt? Elternrecht oder Kinderrecht? Werden Impfungen verwehrt und ist ersichtlich, dass das Kind gesundheitliche Schäden durch diese Entscheidung davontragen wird, machen sich die Eltern gegenüber der Gesundheit des Kindes schuldig. Umgekehrt kann aber auch gelten, dass Eltern, die ihr Kind bewusst nicht impfen lassen, ihr Kind nicht der Gefahr von Impfkomplikationen aussetzen wollen und so im Sinne der Gesundheit des Kindes handeln. Eine Impfung ist ein Eingriff in die körperliche Unversehrtheit, die Inkaufnahme potenzieller Infektionskrankheiten beim Nicht-Impfen ist es aber ebenfalls, selbst wenn nur hypothetisch, da das Kind zum Zeitpunkt der Impfentscheidung in der Regel die Krankheit (noch) nicht hat. Eine 100 % sichere Prognose, ob eine Impfung eher schützt oder schädigt, ist nicht möglich. Daher erscheint es zu voreilig, den Impfungen einen eindeutigen Schutzcharakter zuzugestehen. Selbst wenn sie gegen eine Infektionskrankheit tatsächlich schützen, besteht noch immer das Risiko der langfristigen Nebenwirkungen, die unter Umständen schlimmer als die jeweilige Infektionskrankheit sein können.

Die Kinderrechte: Impfrecht und Entscheidungsfreiheit

Die Vereinten Nationen haben 2002 erklärt, dass jedes Kind ein Recht auf Impfung gegen verhütbare Krankheiten hat. Auf einer Sondertagung[13] hieß es, dass die Routineimpfung von Kindern notwendig sei, um das Recht auf Gesundheit zu gewährleisten. In diesem Zusammenhang ist § 1666 (1) BGB relevant:

> *„Wird das körperliche, geistige oder seelische Wohl des Kindes oder sein Vermögen gefährdet und sind die Eltern nicht gewillt oder nicht in der Lage, die Gefahr abzuwenden, so hat das Familiengericht die Maßnahmen zu treffen, die zur Abwendung der Gefahr erforderlich sind."*

Wenn das körperliche Wohl des Kindes gefährdet ist und die Eltern aus welchen Gründen auch immer nichts gegen die Gefahr tun, darf der Staat also zum Wohle des Kindes eingreifen. Strittig im Kontext der Impfung ist, ob bei einer Impfverweigerung von einer Kindeswohlgefährdung gesprochen werden kann, wenn keine anderen Defizite vorliegen. Um das kindliche Recht auf Gesundheit vom Elternrecht abzukoppeln und eigenständige Impfentscheidungen zu ermöglichen, gibt es die Diskussion darüber, ab wann ein Minderjähriger befähigt werden könnte, selbstständig eine medizinische Maßnahme in Anspruch zu nehmen, also ohne Einwilligung der Eltern. Die Bundesärztekammer und die Deutsche Gesellschaft für Medizinrecht sehen das 16. Lebensjahr

13 Vereinte Nationen 2002, www.unric.org, Link im Quellenverzeichnis.

als den richtigen Zeitpunkt für eigenständige medizinische Entscheidungen an. Doch auch jüngere Kinder sollten über ärztliche Eingriffe entscheiden dürfen, sofern eine angemessene Reife und Einsichtsfähigkeit vorhanden ist. Damit wird an eine gängige Rechtspraxis angeknüpft, denn in vielen anderen Bereichen haben Jugendliche bereits vor der Volljährigkeit das Recht auf eigene Entscheidungen: unter anderem im Familienrecht, im Strafrecht, im Prozessrecht und im Wahlrecht. Unabhängig von gesetzlichen Altersvorgaben muss dann der Arzt im Einzelfall über die Einwilligungsfähigkeit seines Patienten entscheiden. Daher gibt es in der Fachöffentlichkeit auch die Meinung, dass wenn eine ausreichende Einsichts- und Entscheidungsfähigkeit vorliege, eine ärztliche Behandlung auch ohne elterliches Einverständnis gegeben werden könne – das gilt auch für Impfungen. Im Deutschen Ärzteblatt (2012) heißt es dazu:

> *„Sobald ein Jugendlicher einwilligungsfähig ist, er also die Reife hat, die Tragweite eines Eingriffs zu erfassen, und hinsichtlich der ärztlichen Behandlung eine eigenständige Nutzen-Risiko-Abwägung vornehmen kann, kommt es allein (so jedenfalls herrschende Meinung) auf seine Einwilligung und nicht mehr auf Wunsch und Willen der Sorgeberechtigten an.“*[14]

Die Pflichten des Arztes: überzogene Forderungen und berufliche Realität

Kritiker werfen der gängigen ärztlichen Praxis vor, zu wenig Zeit für ihre Patienten zu haben bzw. diese nur ungenügend aufzuklären. Auch wenn dies sicherlich von Arzt zu Arzt verschieden sein mag, sollte ein Arzt seine Patienten über Medikamente und Behandlungsmethoden aufklären. Wirkungen, Nebenwirkungen, Risiken und Alternativen von Behandlungsmethoden sind wichtige Informationen, die Patienten benötigen, um Nutzen und Risiko

14 Schelling & Gaibler 2012, in: *Deutsches Ärzteblatt.*

abwägen zu können. Für Ärzte gibt es den juristischen Hinweis, den Patienten Formulare auszuhändigen, in denen über Wirkungsweisen von Medikamenten und Behandlungsmaßnahmen informiert wird. Diese sollen die Patienten unterschreiben, damit der Arzt im Nachhinein nicht mit Haftungsansprüchen konfrontiert werden kann. Es würde sich dabei also um eine schriftliche Einverständniserklärung handeln. Dies ist aber kein Standardverfahren, sondern lediglich ein Hinweis. Gründliche Aufklärung über Krankheitsbilder, Medikamente oder Behandlungsschritte sind in der ärztlichen Realität jedoch eine Seltenheit. Die meisten Ärzte stehen dermaßen unter finanziellem Druck, dass sie es sich schlichtweg nicht leisten können, längere Gespräche zu führen. Diese werden nämlich nur sehr gering entlohnt.

Beim Aufklärungsgespräch über das Impfen können folgende Inhalte besprochen werden: Erläuterungen zum Krankheitsbild, gegen welches geimpft werden soll, Behandlungsmöglichkeiten, Nutzen der Impfung für den Einzelnen und die Gesellschaft, Auskünfte über die Impfstoffe inklusive ihrer Zusammensetzungen, die Art der Verabreichung (Applikation), Hinweise auf Kontraindikationen, Begleiterscheinungen und mögliche Komplikationen. Außerdem gibt der Arzt Verhaltenshinweise, wie sich die Impflinge nach der Impfung zu verhalten haben. Weitere Informationen betreffen die Wirkdauer des Impfschutzes sowie Hinweise auf Auffrischungen. Seit 2000 gilt nach einem Beschluss des Bundesgerichtshofs, dass Aufklärung und Impfung am selben Tag erfolgen dürfen, dass auch über höchst seltene Nebenwirkungen informiert werden muss, dass der Arzt für eine von der STIKO empfohlene Impfung keine schriftliche Einwilligung benötigt und dass es bei Kindern ausreichend ist, wenn einer von zwei Erziehungsberechtigten aufgeklärt wurde.

Erfolgte weder eine Aufklärung noch die bewusste Einwilligung seitens der Patienten oder Erziehungsberechtigten, können

Schadensersatz- und Schmerzensgeldansprüche geltend gemacht werden. Jeder ärztliche Eingriff, auch wenn er der Heilung oder Vorbeugung dienen soll, ist ein Eingriff in die körperliche Unversehrtheit. Die Befugnis für diesen Eingriff erhält der Arzt ausschließlich durch die wirksame Einwilligung des aufgeklärten Patienten. Damit sind sowohl das ärztliche Handeln als auch die Impfentscheidungen der Patienten eingebunden in eine Fülle von Rechts- und Gesetzesbestimmungen. Die Tragweite der Impf-Entscheidung ist selten bewusst und sollte im Aufklärungsgespräch entsprechend umfassend dargestellt werden.

3. Kleine Geschichte der Impfung

Will man sich die Bedeutung der Impfung erschließen, ist es sinnvoll, nicht nur allgemeine medizinische Theorien oder Studien zu betrachten, sondern sich mit der Geschichte des Impfens vertraut zu machen. Vor allem die Zeit der frühen Entwicklung des Impfens zeigt das Fundament dessen, was heute allgemein unter Impfen bekannt ist. Die Geschichte zeigt aber auch, dass sich alles verändert und anpasst, dass Dinge zweckentfremdet oder ersetzt werden, dass sich die Visionen der Menschen ändern und auch die Umstände in einer Gesellschaft. Impfungen sind in einer Epoche entstanden, in der große Gesundheitskrisen, ausgelöst durch Infektionskrankheiten, das Leben der Menschen bedrohten. Mit der Zeit konnten diese Krankheiten unter Kontrolle gebracht werden. Die Risiken von Epidemien wurden eingegrenzt und aus der einstigen Hoffnung auf eine Impfung zur Abwendung einer realen gesundheitlichen Gefahr ist inzwischen – zumindest teilweise – eine Impfmüdigkeit geworden.

Der Wert der Impfung wird zunehmend infrage gestellt, auch wenn die Mehrheit der Ärzte, Konzerne und Politiker am Impfen festhält und den Impfstoffen eine hohe Bedeutung für die Volksgesundheit beimisst. Seit der Einführung massenhafter Impfungen und dem drastischen Rückgang von infektiösen Neuerkrankungen gilt die Impfung als Standardverfahren. Die Impfgegner jedoch halten sie für ein Relikt aus vergangenen Tagen, in denen es noch große Epidemien und viele Todesfälle gab – aus Tagen, in denen Hygiene, medizinische Versorgung, Ernährung, Wohnqualität und Arbeitswelt noch vollkommen anders waren als heute.

3.1 Epidemien als Wegbegleiter der Menschheit

Infektionskrankheiten sind noch heute in vielen Regionen der Erde die Ursache für schmerzhafte Leiden und Todesfälle. In Europa waren Seuchen und Epidemien lange für schwere Krisen verantwortlich. Es dauerte bis in das 19. Jahrhundert, bis sich allmählich die hygienischen und medizinischen Umstände dergestalt verändert hatten, dass auch Infektionskrankheiten immer besser kontrolliert werden konnten.

Epidemien in Europa

In Europa orientierten sich die praktizierenden Mediziner und Gelehrten lange Zeit an den antiken und mittelalterlichen Meistern der Heilkunst. Diese waren, um nur einige zu nennen: Hippokrates (460–370 v. Chr.), Aulus Cornelius Celsus (25 v. Chr.–50 n. Chr.), Galenos von Pergamon (129–199 oder 201), Rhazes (864–925) und Avicenna (980–1037). Von der Frühen Neuzeit an veränderte sich das Geistesleben in Europa: Experimente, Untersuchungen und eigene Erfahrungen wurden für die Behandlung von Patienten immer wichtiger. Anatomische Erkenntnisse wurden genauso wie das Wissen über Funktionszusammenhänge im Körper, zum Beispiel über den Blutkreislauf, immer weiter vertieft. All diese Fortschritte konnten jedoch in der ärztlichen Tätigkeit im Allgemeinen kaum für Verbesserungen genutzt werden: Hungersnöte und Seuchen prägten den Alltag der frühneuzeitlichen Gesellschaften. Bedrohten im Mittelalter noch Pest und Syphilis die Menschen in Europa, so waren es im 18. Jahrhundert die Pocken und im 19. Jahrhundert Fleckfieber, Cholera, Typhus und Tuberkulose.

Pest und Pocken

Die Pest galt im Mittelalter als Strafe Gottes. Heute weiß man, dass sie durch das Bakterium Yersinia pestis ausgelöst wird. Historisch lässt sich nur schwer nachweisen, ob damals tatsächlich die Pest wütete oder nicht ein anderer Erreger Ebola mit pestähnlichen Symptomen ausgelöst haben könnte. Welche Krankheit auch immer es war: Im Mittelalter starben daran circa 25 Millionen Menschen, was ungefähr einem Drittel der Bevölkerung des damaligen Europas entspricht. Im 18. Jahrhundert waren die Pocken auf dem Vormarsch. In Europa waren so viele Menschen infiziert, dass es schon eine Besonderheit war, wenn jemand nicht die Pocken hatte. Das Virus, welches per Tröpfcheninfektion übertragbar ist, kann zu schwerwiegenden Symptomen wie Blindheit, Taubheit oder Lähmungen führen. Im 18. Jahrhundert starb circa ein Drittel der Erkrankten daran. In Deutschland erlagen noch im späten 19. Jahrhundert circa 180.000 Menschen den Pocken.

Wie kam es zu den schweren Seuchen in Europa? All das, was uns heute selbstverständlich erscheint, war für viele Europäer des Mittelalters und der Frühen wie Späten Neuzeit eine Seltenheit oder nahezu unvorstellbar: sauberes Trinkwasser, ausreichend Nahrung, komplexe medizinische Versorgung, Versicherungsschutz oder Sozialleistungen zur Sicherung des Lebensstandards. Die Menschen lebten in unruhigen Zeiten: Hungersnöte waren die Folge von Missernten und klimatischen Schwankungen. Seuchen konnten nicht unterbunden werden, weil es kein Wissen über Bakterien oder Viren gab. Überhaupt fehlte es an medizinischer Grundversorgung. Die Menschen infizierten sich über den Kontakt zu Tieren oder Menschen, verunreinigtes Trinkwasser oder Nahrungsmittel. Kriege erschütterten den Kontinent und brachten eine allgemeine Verschlechterung der Lebenslage, was wiederum Krankheitsausbrüche begünstigte. Genau wie heute galt damals:

Je ärmer die Menschen, desto größer das Risiko einer Ansteckung mit Infektionskrankheiten.

3.2 Die Pocken und der Impf-Durchbruch im 19. Jahrhundert

Weit bis ins 19. Jahrhundert hinein waren die europäischen Ärzte nicht in der Lage, größere Gesundheitskrisen abzuwenden. Zwar vergrößerte sich das medizinische Wissen und die Medizin wurde professionalisiert, aber es fehlte in Bezug auf die Infektionskrankheiten immer noch an entscheidenden Erkenntnissen.

Erste Immunisierungsversuche

Als im 18. Jahrhundert die Zahl der Pocken-Neuerkrankungen in Europa zunahm, wurde die Pest als schlimmste Seuchenkrankheit abgelöst. Schätzungen gehen von 400.000 Todesopfern pro Jahr aus. Vor allem Kinder waren betroffen, weshalb die Pocken teilweise als Kinderkrankheit eingestuft wurden. Aufgrund der weiten Verbreitung der Pocken galten Kinder auch erst dann richtig zur Familie gehörig, nachdem sie die Krankheit überstanden hatten. Schnell zeigte sich, dass die Überlebenden gegen die Krankheit immun geworden waren. Diese Beobachtung war der Anlass für die Idee, dass vielleicht auf dem Wege einer bewussten Infektion eine Immunisierung bewirkt werden könnte.

Erste Ansätze zu diesen Überlegungen waren erstaunlicherweise schon lange vor dem 18. Jahrhundert bekannt. So wird angenommen, dass es bereits um 200 v. Chr. in Indien oder China Versuche gegeben hat, Menschen bewusst mit Krankheiten zu infizieren, um damit eine anschließende Immunität auszulösen. Auch wenn in diesem

Sinne noch nicht von einem klassischen Impfstoff gesprochen werden kann, gab es sehr wohl Versuche, bei denen Teile der Pockenkrusten infizierter Menschen pulverisiert worden waren, um das Pulver als eine Art Impfstoff in die Nase der zu immunisierenden Personen zu geben. Dabei wurden die Krusten nur von Infizierten genommen, deren Krankheitsverlauf nicht allzu schwer war. 1718 beobachtete die englische Schriftstellerin Mary Wortley Montagu (1689–1762) solch ein Immunisierungsverfahren in der Türkei. Dort wurden die noch nicht Infizierten den Körperflüssigkeiten von leicht infizierten Pockenpatienten ausgesetzt. Überzeugt von der Methode, ließ Mary Wortley Montagu ihre Kinder auf diese Weise immunisieren.

Zurück in England wollte sie das Verfahren bekannt machen, wurde aber von der englischen Ärzteschaft abgelehnt. Dennoch gab es Zeitgenossen, die die türkische Methode neugierig werden ließ. König Georg I. (1660–1727) ließ das Immunisierungsverfahren an Waisen und Verbrechern testen. Als er schließlich davon überzeugt war, ließ er seine Enkel impfen. Das neue Impfkonzept verbreitete sich in England und wurde zur Grundlage von Forschungen und Weiterentwicklungen.

Edward Jenner und die Kuhpocken

Die wohl wichtigste Weiterentwicklung gelang Edward Jenner (1749–1823), einem englischen Landarzt. Er ging von der Annahme aus, dass das Durchstehen der Kuhpocken die Menschen gegen die Infizierung durch Menschenpocken immunisieren würde. Bereits vor seiner Zeit hatte man bereits mit der Immunisierung mittels Kuhpockenlymphe begonnen. Jenner infizierte 1796 einen Jungen damit, der daraufhin immun gegen die kursierenden Pocken wurde. Weil Jenner seinen Impfstoff von Kühen gewann, nannte er sein Mittel „Vaccine“ („vacca“ = latein. „Kuh“). Die bewusste Infizierung zum Zweck der Immunisierung nannte er „Vaccination“ („vaccinus“

= latein. „von Kühen stammend"). Bis heute existiert das Wort „Vakzination" immer noch als Synonym für die Impfung.

Jenner stellte seine Forschungsergebnisse der Royal Society vor, aber diese lehnte seinen Artikel über das Impfen ab. Doch er ließ sich nicht beirren, unternahm weitere Experimente und immunisierte unter anderem auch seinen elf Monate alten Sohn. 1798 machte er seine Ergebnisse öffentlich, wurde aber nicht ernst genommen. Da er jedoch nicht der Einzige war, der von der Kuhpockenimpfung überzeugt war, setzte diese sich allmählich im Kampf gegen die Pocken durch.

Jean de Carro – der erste europäische Impfarzt

Jean de Carro (1770–1857) war ein schweizerisch-österreichischer Arzt in Wien und Karlsbad. Er war auch als Forscher an der Universität Wien tätig. Dort untersuchte er die Pocken und konzentrierte seine Forschungen schließlich auf die Pockeninfektion. 1799 führte er erstmals auf dem europäischen Festland die Immunisierung mit Kuhpockenlymphe durch. Er impfte seine beiden Söhne und konnte an diesen eine erfolgreiche Immunisierung zeigen. Er wurde weniger belächelt als Edward Jenner und wurde 1820 aufgrund seiner Errungenschaften im Bereich der Pockenprävention in den Ritterstand erhoben. Trotz seiner Verdienste war es Jean de Carro jedoch nicht gelungen, die Ursachen für Pocken oder andere Infektionskrankheiten auszumachen.

Die Entdeckung der Bakterien und erste Impfprogramme

Erst die Keimtheorie des französischen Mikrobiologen Louis Pasteur (1822–1895) machte eine sinnvolle Ursachenforschung möglich. Durch die Entdeckung dieser krankheitsauslösenden Mikroorganismen konnte Pasteur die Impfung zu einem allgemeinen medizinischen Prinzip erheben. Schließlich gelang es 1876 Robert Koch (1843–1910), den Krankheitserreger für Milzbrand nachzuweisen. 1881 folgte der Nachweis für das Tuberkulose-Bakterium. Mit der ständigen Erweiterung von Forschungen im mikrobiologischen Bereich konnte eine Vielzahl von Krankheitsursachen erkannt werden. Damit stiegen auch die Diagnose- und Therapiemöglichkeiten. Pasteur entwickelte 1881 einen Impfstoff gegen Milzbrand. 1885 gab es die erste Impfmöglichkeit gegen Tollwut. 1890 entwickelten Paul Ehrlich (1854–1915), Emil von Behring (1854–1917) und Shibasaburō Kitasato (1853–1931) eine passive Immunisierung gegen Wundstarrkrampf und Diphterie. Der Erste Weltkrieg schließlich war Anlass zur massenweisen Produktion der Impfstoffe gegen Tetanus, Dysenterie (Ruhr) und Cholera. Die Etablierung der Impfstoffe sowie der Beginn ihrer Standardisierung brachten erste nationale Impfprogramme hervor, weil die Staaten den Wert der Impfungen zu schätzen gelernt hatten. Per Gesetz wurden Impfpflichten eingeführt. In Deutschland gab es seit 1874 die Pflichtimpfung gegen Pocken. Doch die neue Medizin hatte nicht nur Vorteile.

3.3 Impfprogramme im 20. Jahrhundert und ihre Folgen

Während England seine Impfpflicht in den Jahren 1898 und 1907 lockerte, blieb sie in Deutschland bis nach 1918 weitgehend unangetastet. Die Schutzimpfung gegen Pocken hatte jedoch schon früh ihre Kritiker gefunden und so gab es immer wieder öffentliche Diskussionen über das Reichsimpfgesetz. Die Lockerungen des Impfgesetzes erfolgten dann auch in der Weimarer Zeit und zu Beginn des Nationalsozialismus. Bis dahin wurden immer mehr

Impfstoffe entwickelt und Impfprogramme konzipiert. Waren bis Ende des 19. Jahrhunderts die ersten Impfungen gegen Tetanus, Typhus und die Pest durchgeführt worden, so folgten nun nach dem Ersten Weltkrieg und bis 1937 die Impfungen gegen Diphtherie, Tuberkulose, Keuchhusten, Scharlach, Gelbfieber und Fleckfieber.

Das Lübecker Impfunglück

1930 wurden in Lübeck 256 Neugeborene gegen Tuberkulose geimpft. In Folge der Impfung starben 77 Kinder, weitere 131 erkrankten an Tuberkulose. Dieses Ereignis gilt als das größte Impfunglück in der Geschichte der Impfung im 20. Jahrhundert.

Vorgeschichte

Französische Bakteriologen und Immunologen hatten eine orale Form der Tuberkuloseimpfung entwickelt. Bevor der Impfstoff in Deutschland eingeführt wurde, wurden bereits 150.000 Kinder in anderen Ländern damit geimpft. Der damalige Leiter des Lübecker Gesundheitsamtes und der Direktor des hiesigen Krankenhauses beschlossen aufgrund ihrer Erfahrungen mit Tuberkulose, diesen Impfstoff für Neugeborene einzuführen. Die Verarbeitung des Impfstoffes wurde einer bakteriologisch wenig erfahrenen Krankenschwester übertragen. Sie erhielt im Jahr 1929 den abgeschwächten Lebendimpfstoff BCG zur Verwahrung. Allerdings konnte die Krankenschwester im Labor keine strikte räumliche Trennung zwischen dem Impfstoff und infektiösen Tuberkulosekulturen, die ebenfalls dort verarbeitet worden, gewährleisten. So kam es zur Verunreinigung der Impfkulturen.

Anfang 1930 erfolgte dann die Impfung der Neugeborenen. Zuvor fanden keine Prüfungen des Impfstoffs statt, obwohl die Impfkulturen sieben Monate im Labor gelagert hatten und es eine räumliche Nähe zu den Tuberkulosekulturen gab. Weil die Impfung kostenlos war, willigten die meisten Eltern ein und es kam zu den 256 Impfungen. Nach den Impfungen erfolgten keine weiteren ärztlichen Kontrollen, da die Verantwortlichen von der Sicherheit des Impfstoffs überzeugt waren. Am 17. April 1930 starb das erste Kind an Tuberkulose. Wenig später gab es drei weitere Todesfälle. Am 26. April wurden die Impfungen gestoppt.

Prozess, Folgen und Bedeutung in der Rückschau

Aufgrund der Todesfälle wurde die Einführung der BCG-Kulturen in Deutschland bis nach 1945 verschoben. Zum Prozess gegen den Leiter des Lübecker Gesundheitsamtes Ernst Altstaedt (1885–1953) und gegen den Krankenhausdirektor Georg Deycke (1865–1938) kam es 1931. Anklage und Urteil ergingen wegen fahrlässiger Tötung und fahrlässiger Körperverletzung. Sowohl das Lübecker Impfunglück als auch der Prozess gegen die Verantwortlichen löste eine breite Diskussion ums Impfen aus. Zeitgleich entwickelte sich ein Diskurs über die rechtlichen Grenzen und Möglichkeiten ärztlicher Behandlungen. Viele Historiker sprechen von der Geburtsstunde des modernen Medizinrechts. Die BCG-Impfung wird allerdings erst seit 1998 nicht mehr von der Ständigen Impfkommission (STIKO) empfohlen.

Innovationen im Kalten Krieg und Impfprogramme der WHO

Nach 1945 war Deutschland geschlagen, politisch wie wirtschaftlich am Ende und es gab weder funktionierende Infrastrukturen noch ausreichende ärztliche Versorgung. In der Zeit der Kriegsheimkehrer und Wiederaufbauer waren Infektionskrankheiten gefürchtet. Sie konnten sehr leicht übertragen und Ausbrüche schlecht unter Kontrolle gebracht werden. 1955 bzw. 1960 wurde die Impfung gegen Kinderlähmung eingeführt. 1967 folgte die

Mumpsimpfung, ein Jahr später die Masernimpfung. 1969 wurde die Impfung gegen Röteln eingeführt. Seit 1973 gibt es die FSME-Impfung und seit 1974 wird gegen Windpocken geimpft. Seit 1981 kann gegen Hepatitis B geimpft werden, seit 1985 gegen Haemophilus Influenzae Typ B.

Das „Wettrüsten" bei der Immunisierung

Seit der Mitte des 20. Jahrhunderts ist ein ständiger Zuwachs an Impfstoffen zu beobachten. Dies zeigt die Innovationskraft der ursprünglichen Idee der Vorbeugung vor gefährlichen Krankheiten. Es zeigt sich aber auch die politische Kraft der Medizin, denn während des Kalten Krieges entwickelten der Westblock und der Ostblock ihre Impfstoffe im Kampf um die Vorherrschaft der Immunisierung. Während die DDR schon früh in das medizinische Programm der Sowjets integriert wurde, entwickelte sich die BRD erst allmählich in Richtung des Medizinsystems der USA. In der DDR gab es nicht nur eine allgemeine Impfpflicht, sondern auch mehrere Propagandastrategien, in denen versucht wurde, das eigene Gesundheitssystem als dem System der BRD überlegen darzustellen. Nicht selten wurden der BRD Impflücken vorgeworfen. Ende der 1970er Jahre kam es in Bezug auf das Impfen durch die Unterzeichnung des deutsch-deutschen Gesundheitsabkommens zu einer Annäherung zwischen Ost und West. Es verpflichtete die DDR und die BRD ab 1976 zum Austausch medizinischer Kenntnisse. Bei Ausreisen von West- nach Ostdeutschland oder umgekehrt warnten sich die Behörden in Fällen von Typhus-, Diphterie oder Tuberkuloseerkrankungen gegenseitig und gaben entsprechende Hinweise über Impfmaßnahmen.

Impfungen der WHO

Von 1967 an wurden weltweite Impfprogramme entwickelt. Unter Federführung der Weltgesundheitsorganisation widmete man sich verstärkt den ärmeren Regionen der Erde. Die vollständige Ausrottung von Infektionskrankheiten ist ein wichtiges medizinisches, gesellschaftliches, ethisches und ökonomisches Ziel der WHO. Es geht darum, Ansteckungen oder Todesfälle zu vermeiden. So soll nicht nur der Bevölkerung geholfen, sondern auch das Gesundheitssystem entlastet werden. Als Erstes widmete sich die WHO der Eliminierung von Pocken. Zwischen 1967 und 1977 wurden weltweit zahlreiche Impfprogramme durchgeführt. 1980 schließlich konnte die Welt für pockenfrei erklärt werden. Pocken gibt es heute nur noch in amerikanischen und russischen Militärlaboratorien, wo sie als biologische Waffe gelagert werden. 1988 erklärte die WHO das Ziel, die Kinderlähmung auszurotten. Es wurde das sogenannte Polio-Eradikationsprogramm eingeführt, die bisher größte Initiative zur Förderung der Gesundheit der Menschheit. Knapp die Hälfte der anvisierten Gebiete konnte bereits von der Krankheit befreit werden. Seit 2002 gilt zumindest Europa als kinderlähmungsfrei. Schließlich sagte die WHO den Masern den Kampf an. Ursprünglich sollte die Welt bis zum Jahr 2000 von den Masern befreit werden. Das Ziel wurde nicht erreicht, so dass eine Verlängerung bis ins Jahr 2010 angesetzt wurde. Doch auch dies war nicht ausreichend. Europa sollte nun bis 2015 von Masern befreit werden. Doch auch dieses Ziel scheint nicht erreichbar zu sein. Zwischen 2007 und 2013 stieg in Europa die Zahl der Neuerkrankten sogar um über 300 % an. In Deutschland wird versucht, die Masern ohne Impfpflicht auszurotten. Neue Krankheitsfälle Anfang 2015 in Berlin haben zu einer breiten Diskussion über den Sinn einer Impfung und die Impfpflicht geführt.

3.4 Neuere Entwicklungen

1992 wurde die Hepatitis-A-Impfung eingeführt. Seit 1998 wird gegen Rotaviren geimpft. Seit 2006 sind in Europa und den USA zwei Impfstoffe gegen Humane Rotaviren zugelassen. Seit 2013 empfiehlt die STIKO Impfungen gegen Rotaviren für alle Säuglinge unter sechs Monaten. 2006 wurde die Impfung gegen Humane Papillomviren eingeführt. Diese Impfung gilt als Vorbeugung gegen Gebärmutterhalskrebs und Vorstufen des Krebses. Seit 2013 gibt es in Europa einen Impfstoff gegen Meningokokken Typ B. Weitere Impfstoffe und Impfprogramme sind in Planung.

Neue Impfungen und Entwicklungsfelder

In der neueren Impfforschung konzentriert man sich auf die Entwicklung von Impfstoffen gegen HIV, Ebola und Malaria. Noch immer gibt es keine Impfstoffe gegen viele Arten der Enteroviren. Diese können eine Vielzahl unterschiedlicher Krankheiten auslösen – von der Kinderlähmung bis zur Gehirnhautentzündung. Andere Entwicklungs- und Forschungsfelder sind Schutzimpfungen gegen Krebs. Neben der Schutzimpfung gegen die Papillomviren gibt es zum Beispiel in den USA seit 2010 einen Impfstoff gegen Prostatakrebs. Neue Impfstoffe gibt es auch gegen Helicobacter pylori, den möglichen Erreger von Magengeschwüren, sowie gegen den Epstein-Barr-Virus, der als Auslöser des Pfeifferschen Drüsenfiebers gilt.

Die Ebola-Epidemie in Afrika 2014 gab Anlass zur Erforschung von Impfstoffen gegen das Ebola-Virus. Im Frühjahr 2015 präsentierten Tübinger Forscher ihre Studienergebnisse zu einem Impfstoff gegen Ebola. Dabei nutzten sie einen zehn Jahre alten kanadischen Wirkstoff, der bis dahin keine Lizenz hatte. Die internationale Studie fußt auf 138 freiwilligen Impflingen aus Lambaréné (Gabun), Kilifi (Kenia), Genf und Hamburg. Die Ergebnisse seien vielversprechend, weil der Impfstoff gut verträglich sei und es zur Antikörperbildung kommen würde. Eine schnelle Zulassung werde angestrebt. Bei dem Impfstoff handelt es sich um abgeschwächte Viren, die genetisch verändert wurden, so dass sie ein bestimmtes Protein des Ebola-Virus bilden, gegen welches das menschliche Immunsystem Antikörper bilden kann.

Die Modernisierung alter Impfstoffe

Bis heute fehlt ein effektiver Impfstoff gegen Tuberkulose. Das Lübecker Impfunglück verzögerte die Einführung des BCG-Impfstoffes bis nach Ende des Zweiten Weltkrieges. Weil der Impfstoff nur eingeschränkt wirksam ist und die Wirksamkeit in keiner Relation zu dem Risiko von Impfkomplikationen steht, wird diese Impfung seit 1998 nicht mehr empfohlen. Die BCG-Impfung konnte auch weltweit die Verbreitung der Tuberkulose nicht aufhalten, so dass ihre Wirksamkeit mehr als in Frage steht. Es gibt Versuche, den BCG-Impfstoff genetisch zu verändern, um die Wirksamkeit zu erhöhen und das Komplikationsrisiko zu reduzieren. Viele Hersteller bemühen sich um einen effektiven Tuberkulose-Impfstoff. Es laufen unterschiedliche klinische Studien und Zulassungsverfahren. Bis 2017 ist zum Beispiel die Zulassung des neuen Impfstoffes VPM1002 zu erwarten.

Was am Tuberkulose-Impfstoff versucht wird, ist auch gängige Methode bei anderen Impfstoffen: das sogenannte Impfstoffdesign wird verändert, um eine optimale Anpassung vornehmen zu können. Ziel ist es, bei alten Impfstoffen die Reinheit zu verbessern, um Komplikationsrisiken zu minimieren, die Wirkung durch rasche und starke Antikörperbildung zu optimieren und die Ansprechraten zu erhöhen. Diese Ziele haben dazu geführt, dass die Gentechnik in die Impfforschung eingeführt wurde, mit deren Hilfe bestimmte immunogene Teile der Erreger produziert werden können (Immunogene sind Antigene, die eine Immunantwort auszulösen können). Das macht eine chemische Inaktivierung der Erreger weitgehend überflüssig. Die Forscher können auf diese Weise nämlich gezielt ganz bestimmte Antigene auswählen, die injiziert werden, so dass das menschliche Immunsystem nur den wichtigsten Inhaltsstoffen ausgesetzt wird. Die Arbeit mit genetisch veränderten Materialien hat zu kritischen Stimmen geführt, mit denen die allgemeine Impfkritik noch ausgeweitet wurde. Eine besondere Rolle in der Impfkritik spielt die „andere“ Geschichte der Impfung – eine Geschichte voller Fehlentscheidungen, Vertuschungen und Todesfälle.

3.5 Die Pocken: eine andere Geschichte der Impfung

Während die derzeitige vorherrschende Meinung das Impfen als große medizinische Errungenschaft ansieht und die Geschichte der Impfung bis auf wenige Ausnahmen als Erfolg feiert, gibt es auch ernst zu nehmende Gegendarstellungen. Diese warnen nicht nur vor dem Impfen, sondern zeigen auch eine vollkommen andere Geschichte der Impfung. Vor allem die Pockenimpfung, die als Durchbruch in der Impfforschung gilt, ist umstritten und Impfkritiker verweisen auf zahlreiche historische Dokumente, in denen nicht nur die Wirksamkeit der Pockenimpfung angezweifelt wird, sondern auch Impfschäden festgehalten wurden. Hans Tolzin hat eine Liste mit historischen Dokumenten online[15] gestellt, mit denen die Geschichte der Pockenimpfung rekonstruiert werden kann. Die Quellen sind als PDF-Dokumente einsehbar und gestatten Rückblicke bis ins 18. Jahrhundert. Dabei kommen auch impfkritische Stimmen nicht zu kurz. In den Veröffentlichungen von Dr. Gerhard Buchwald (unter anderem *„Impfen – Das Geschäft*

15 Tolzin 2015, impfkritik.de, siehe Quellenverzeichnis.

mit der Angst" (2008)) wird die Geschichte der Impfung, vor allem der Pockenimpfung, aus impfkritischer Sicht betrachtet.[16]

Am Anfang stand der Irrglaube

Im 18. Jahrhundert wurde die Idee der Immunisierung durch Infizierung durch Mary Wortley Montague in England publik. Das in der Türkei beobachtete Verfahren wurde im englischen Königreich an circa 1000 Personen getestet – mit fatalen Folgen: Schwersterkrankungen und Todesfälle sowie eine rapide Zunahme der Neuerkrankungen. Allein in London starben pro Jahr circa 25.000 mehr Menschen an Pocken als in den Jahren vor der Impfung. Christoph Wilhelm Hufeland (1762–1836) führte 1781 die Pockenimpfung in Weimar ein. Die Folge war eine unmittelbare Pockenepidemie. Ebenso wurden Hamburg (1794) und Berlin (1795) nach der Einführung der ersten Impfungen von einer Pockenepidemie heimgesucht. Weil die Pockenausbrüche in zeitlicher Nähe zu den Impfungen standen, wurden diese erst in den Städten und später von den Landesregierungen allgemein verboten.

Edward Jenner – ein Pfuscher?

Der englische Landarzt, der als Begründer der Pockenimpfungen immer wieder angeführt wird, ging dem Volksglauben nach, eine Infizierung mit Kuhpocken könne vor den Menschenpocken schützen. So entnahm er den Eiter aus einer Pocke von einer Magd, die an Kuhpocken erkrankt war, und ritzte ihn in die Haut von anderen Personen. An den Einstichstellen bildeten sich Eiterbläschen, die Jenner wiederum nutzte, um weitere „Impfstoffe" zu entwickeln. Parallel nahm er auch Material aus den tierischen Pockenblasen. Nach einiger Versuchszeit kombinierte er die Stoffe der menschli-

16 Die folgenden Abschnitte beziehen sich in weiten Teilen auf das Buch *„Impfen – Das Geschäft mit der Angst"* (2008) von Gerhard Buchwald.

chen und der tierischen Kuhpocken. Diese „Kombi-Impfung" gab er seinem knapp einjährigen Sohn. 1798 impfte er den fünf Jahre alten John Baker und eine schwangere Frau. Die Ergebnisse waren fatal: Sein Sohn blieb zeitlebens geistig behindert und starb mit 21 Jahren, der junge Baker starb kurz nach der Impfung und die Schwangere musste eine mit Poken infizierte Totgeburt zur Welt bringen. Seinen zweiten Sohn impfte Jenner nicht!

Masseninfektionen

Dennoch reichte er seine Impfstoffe auf das europäische Festland weiter, wo sie vor allem an Waisenkindern eingesetzt wurden. Diesen nahm man dann Eiter ab, um diesen als Impfstoff woanders zu verwenden – unter anderem in England bei Jenner. Die Wege der Impfstoffe kreuzten sich also, so dass von keiner reinen Impfkultur die Rede sein konnte. Schnell verbreiteten sich zahlreiche Blutkrankheiten sowie die Syphilis – die Ursache hierfür lag vermutlich in der Übertragung der Eiterportionen bzw. der Impfstoffe. Auch Modifizierungen wie die Züchtung der Impfstoffe auf Kälberhaut brachten keine Besserung. Die geimpften Menschen erkrankten weiter an Pocken. Doch die Krankheitsfälle wurden heruntergespielt oder verschwiegen. Sogar ein neuer Name wurde für die Pocken eingeführt, die nach einer Impfung auftraten und im Verlauf nicht so schlimm sein sollten: „Varioleus".

Pocken im 20. Jahrhundert

Nach dem Ersten Weltkrieg wurden Impfungen erstmals als Ursache für Hirnschäden in Betracht gezogen. An der Psychiatrisch-neurologischen Klinik der Reichsuniversität in Utrecht bezogen sich Prof. Dr. Bouman und Dr. Bok auf Berichte aus Prag (1924) und Haag (1925), als sie die Ansicht vertraten, dass Hirnschäden circa zehn Tage nach der Impfung mit Kuhpockenstoff eintreten würden. Die Entzündung des Gehirns wurde daraufhin als mögliche Folge von Impfungen diskutiert. Dabei stieß man auf übereinstimmende Beobachtungen aus Griechenland, der Schweiz, Österreich und Deutschland. Professor Luksch aus Prag beispielsweise warnte mehrfach vor den schlimmen Hirnveränderungen als Impffolge. Er nannte die pathologischen Veränderungen „postvakzinale Enzephalitis".

Ein gezüchtetes Virus?

Im Zuge der Entwicklung der Virologie erkannten die Forscher, dass in den Impfstoffen gar keine Kuhpocken- oder Menschenpockenviren enthalten waren. Stattdessen wurde ein vollkommen unbekanntes Virus ausgemacht. Dieses Virus schien kein natürliches zu sein, sondern ein durch die Impfungen gezüchtetes. Man nannte es „Poxvirus vacciniae". Heute gilt die Theorie, dass sich das Kuhpockenvirus in Folge der Impfstoffviruszüchtung umgewandelt hätte, jedoch als widerlegt.

Eine fragwürdige Tradition

Nichtsdestotrotz wurden viele Menschen mit einem Virus geimpft, das natürlicherweise nicht vorhanden war, sondern das Ergebnis von Impfübertragungen zu sein schien. Dass der damalige Impfstoff keine Wirkung hatte, zeigen auch die seit 1816 geführten Statistiken über Todesfälle durch Pockeninfektionen. Die Zahl der Todesfälle entwickelte sich weitgehend unabhängig von der Anzahl der Impflinge. Auch im Zweiten Weltkrieg ließ sich dieser Trend beobachten: Die deutschen Soldaten wurden gegen Pocken geimpft und dennoch gab es entsprechende Krankheitsmuster unter den geimpften Soldaten. Darüber berichtete auch Dr. Schmitz, der die Pockenerkrankungen in Didymoticho an der griechisch-türkischen Grenze beobachtete. Sein Bericht blieb unveröffentlicht. Unmittelbar nach dem Zweiten Weltkrieg wurden in Deutschland elf Pockenausbrüche festgestellt – allesamt bei geimpften Menschen.

Ende der 1950er Jahre bis 1972 kam es in Deutschland immer wieder zu Neuerkrankungen. Die Pocken wurden damals laut einem Zeitungsbericht aus orientalischen Ländern oder von osteuropäischen Gastarbeitern importiert. Dabei wurde allerdings verschwiegen, dass die meisten Erkrankten erst durch die Impfung während der Inkubationszeit (die sogenannte Inkubationsimpfung) die Pocken bekamen. Während dieser Zeit hatten sie Kontakt zu bereits infizierten Menschen. Bei allen nicht geimpften Kontaktpersonen der Infizierten, die erst nach fünf Tagen (ab dann sind keine Inkubationsimpfungen mehr möglich) gefunden werden konnten, brach die Krankheit nicht aus. Von den Geimpften starben fünf Frauen in zeitlicher Nähe zu den Impfungen. Sie hatten keine pockentypischen Symptome. Stattdessen verbluteten sie innerlich wie äußerlich. Die Ursache waren toxische Gefäßschäden infolge der Applikation.

Überblick über die Pockenfälle in der BRD zwischen 1957 und 1972:

1957:	Erkrankte Patientin in Hamburg, Impfung 1956 erhalten.
1958/59:	20 Patienten in Heidelberg, 19 davon geimpft, zwei Todesfälle.
1961:	Vier Erkrankte in Ansbach, alle geimpft, ein Todesfall.
1961/62:	Fünf Erkrankte in Düsseldorf, alle geimpft, zwei Todesfälle.
1965:	Zwei geimpfte Patienten in Kulmbach.
1967:	Eine Erkrankung in Hannover, geimpft.
1967:	Eine Erkrankung in Regensburg, geimpft.
1970:	Eine Erkrankung in Meschede, geimpft.
1972:	Ein Patient in Hannover.[17]

17 Initiative Information Natur Gesellschaft 2003, www.initiative.cc, Link siehe Quellenverzeichnis.

Angebliche Impferfolge – wirklich ein Grund zum Feiern?

1977 wurde die Ausrottung der Pocken für erfolgreich beendet erklärt. Während Impfhersteller diesen Erfolg gerne auf ihre Impfstoffe zurückführen, war dieser Erfolg wahrscheinlich vielmehr das Ergebnis effizienter Quarantänearbeit. Bis 1974 wurden mehrere Massenimpfungen weltweit durchgeführt. Dennoch konnten die Pocken nicht eliminiert werden. Die Zahl der Neuerkrankungen stieg immer wieder an. So beschloss die WHO Ergänzungen zur Impfung vorzunehmen: Überwachung, Isolierung und Quarantäne für Betroffene und deren Kontaktpersonen. Außerdem wurden sämtliche kontaminierten Gegenstände desinfiziert und die hygienischen Umstände der Menschen verbessert. Erst die Umsetzung dieser umfassenden Maßnahmen brachte letztlich den Sieg über die Pocken.

Diese historische Darstellung zeigt, wie unterschiedlich Impfungen bewertet werden können: Sie können Segen oder Fluch sein. Doch wer bestimmt darüber? Welche historischen Quellen sind aussagekräftiger? Oder ist die Frage des Impfens letzten Endes mehr eine Glaubensfrage und weniger eine von rationalen Beweisen? In Deutschland setzt sich die STIKO für das Impfen ein. Sie sieht in dem Verfahren nicht nur medizinische Fortschritte, sondern auch eine gesellschaftliche Verpflichtung.

4. Impfempfehlungen und der Impfkalender der STIKO 2014

Für die Bundesrepublik Deutschland arbeitet die Ständige Impfkommission (STIKO) an Empfehlungen für Impfungen. Das 17-köpfige Gremium berät zweimal im Jahr über neue Erkenntnisse zu Schutzimpfungen oder Infektionskrankheiten. Dabei berücksichtigen die Teilnehmer aktuelle Forschungen sowie Erfahrungen aus der ärztlichen Praxis. Die Richtlinien der STIKO werden auf Länderebene genutzt, um öffentliche Impfempfehlungen auszusprechen. Damit erfüllt das Gremium eine gesellschaftliche Aufgabe. Diese findet in einem jährlich erscheinenden Impfkalender ihren Niederschlag, in dem die Impfempfehlungen für Säuglinge, Kinder, Jugendliche und Erwachsene übersichtlich dargestellt werden.

Im Anhang finden Sie zu Ihrer Information in Tabelle 1 den Impfkalender „(Standardimpfungen) für Säuglinge, Kinder, Jugendliche und Erwachsene" und eine weitere Tabelle mit „Standardimpfungen des Erwachsenenalters, Indikations- und Auffrischimpfungen", die von der STIKO herausgegeben wurden.

4.1 Die ersten sieben Standard-Impfungen

Zu der standardmäßigen Grundimmunisierung gehören sieben Immunisierungen, die in vier Injektionen im Abstand von mindestens vier Wochen gegeben werden. Dabei werden ein sechsfacher Impfstoff und ein Monoimpfstoff (Einzelimpfstoff) verwendet. Der sechsfache Impfstoff richtet sich gegen Diphterie, Pertussis (Keuchhusten), Tetanus (Wundstarrkrampf), Poliomyelitis (Kinderlähmung), Hepatitis B (infektiöse Leberentzündung) und Haemophilus influenzae Typ B (HiB). Der Monoimpfstoff soll gegen Pneumokokkeninfektionen immunisieren. Gemäß dem Impfkalender ist die erste Grundimmunisierung acht Wochen nach der Geburt möglich. Die zweite Impfung kann nach zwölf Wochen, die dritte nach 16 Wochen erfolgen. Die vierte Impfung wird zwischen dem elften und vierzehnten Monat angesetzt.

Tetanus

Die Tetanusimpfung erfolgt in vier Grundimmunisierungen (G1 bis G4) und sollte nach dem 14. Monat nach der Geburt beendet sein. Auffrischungen der Impfungen sind für folgende Zeiträume empfohlen: 5. bis 6. Lebensjahr (A1) und 9. bis 14. bzw. 15. bis 17. Lebensjahr (A2). Ab dem 18. bzw. später ab dem 60. Lebensjahr sollen im Abstand von zehn Jahren Auffrischungsimpfungen gegeben werden. Alternativ kann eine Nachholimpfung bei noch fehlender Grundimmunisierung verabreicht werden. Nachholimpfungen sind auch zwischen dem 15. und 23. Lebensjahr sowie zwischen dem zweiten und vierten Lebensjahr möglich. Geimpft wird dann ein Toxoidimpfstoff. Nach einer Verletzung wird eine simultane Immunisierung durchgeführt, sofern kein oder nur ein unzureichender Impfschutz besteht.

Krankheitsbild

Tetanus wird auch als Wundstarrkrampf bezeichnet. Dabei handelt es sich um eine oftmals tödliche Infektionskrankheit. Das besondere Merkmal ist, dass Nervenzellen angegriffen werden, die für die Muskelsteuerung verantwortlich sind. Darum sind Muskelkrämpfe ein wichtiges Symptom. Zum Ausbruch von Tetanus kommt es, wenn Sporen des Bakteriums Clostridium tetani in offene Wunden eindringen. Dies kann relativ einfach geschehen, da die resistenten Sporen nahezu überall vorkommen. Gelangen die Sporen in Bereiche, in denen kein Sauerstoff vorhanden ist, können sie sich vermehren und sondern Giftstoffe ab. Diese greifen die Nervenzellen an. Ein Teil der Giftstoffe kann sogar in das Zentralnervensystem vordringen und dort vorhandene Proteine angreifen.

Symptome
Nach der Inkubationszeit (mindestens drei Tage, maximal drei Wochen) zeigen sich grippeähnliche Symptome: dazu gehören Kopfschmerzen, Schwindel, Unruhe, Zittern, Müdigkeit, Muskelschmerzen.

Die Betroffenen können ihren Mund nicht mehr öffnen und die mimische Muskulatur verkrampft. Es folgen Muskelkrämpfe der langen Rückenmuskulatur, die zu Überdehnungen und Brüchen der Wirbelsäule führen können. Schließlich folgen Muskelkrämpfe in Armen, Beinen, Kehlkopf und Zwerchfell. Wird die Erkrankung nicht behandelt, erfolgt der Erstickungstod durch die Verkrampfungen.

Diphtherie

Die Impfung gegen Diphtherie erfolgt wie bei der Tetanusimpfung gemäß G1 bis G4 und sollte spätestens mit dem 14. Lebensmonat beendet sein. Die Empfehlungen für Auffrischungsimpfungen oder Nachholimpfungen entsprechen denen der Tetanusimpfung. Auch hier wird ein Toxoidimpfstoff verwendet.

Krankheitsbild
Diphtherie ist eine ansteckende Infektionskrankheit zumeist der oberen Atemwege. Laut § 6 IfSG ist die Krankheit meldepflichtig. Weil sie über Tröpfchen- oder Schmierinfektionen schnell von Mensch zu Mensch übertragen werden kann, besteht das Risiko

einer Epidemie. Dabei sind nicht ausschließlich die oberen Atemwege betroffen. Über den Blutkreislauf können die Giftstoffe der auslösenden Bakterien auch andere Organe befallen und schwere Schäden unter anderem an Herz oder Leber auslösen. Als Beispiele seien hier eine Herzmuskelentzündung oder Nervenentzündungen mit Lähmungserscheinungen genannt.

Symptome

Zwei bis sechs Tage nach der Infektion kommt es zu spezifischen Symptomen, die je nach Diphtherieart variieren. Bei der Mandel- und Rachendiphtherie kommt es zu Schluckbeschwerden, Abgeschlagenheit, Übelkeit, Bauchschmerzen, Gliederschmerzen und Fieber. An den Mandeln bildet sich ein weiß-gelber Belag, der sich auf den gesamten Rachenraum ausweiten kann. Dabei entsteht ein faulig-süßer Geruch. Bei der Nasendiphtherie kommt es zur beeinträchtigten Nasenatmung, innerer Unruhe und gestörter Nahrungsaufnahme. Ein eitriger und blutiger Schnupfen ist genauso typisch wie Krustenbildungen am Naseneingang. Das Gewebe am Naseneingang kann ebenfalls zerstört werden. Die Kehlkopfdiphtherie steht mit der Rachendiphtherie im Zusammenhang. Bei ihr kommt es zu bellendem Husten, Heiserkeit und Stimmverlust. Mit einer erschwerten Einatmung gehen Pfeifgeräusche einher. Kehlkopfentzündung und Luftröhrenentzündung werden als „Echter Krupp" bezeichnet und sind die Folgen der Diphtherie. Hautdiphtherie (Geschwüre und offene Wunden) oder Bindehautdiphtherie (blutig-wässrige Absonderungen und Membranbildung) treten eher selten auf.

Pertussis (Keuchhusten)

Die Impfung gegen Pertussis wird genauso wie die Impfung gegen Tetanus oder Diphtherie in Grundimmunisierung und Auffrischung unterschieden. Die Grundimmunisierung (G1 bis

G4) sollte spätestens mit dem 14. Lebensmonat beendet sein. Zwischen dem 15. und 23. Monat sind Nachholimpfungen möglich – genauso im zweiten bis vierten Lebensjahr. Die erste Auffrischungsimpfung kann im Alter von fünf bis sechs Jahren gegeben werden. Auffrischung 2 erfolgt im Zeitraum von neun bis 17 Jahren. Ab dem 18. bzw. später ab dem 60. Lebensjahr sind weitere Auffrischungen alle zehn Jahre sowie Nachholimpfungen möglich. Es werden ap-Impfstoffe verwendet. Dabei handelt sich um azelluläre Impfstoffe. Sie enthalten nicht den ganzen Keim, sondern nur noch nicht infektiöse Teile, die eine Immunantwort hervorrufen.

Krankheitsbild

Keuchhusten ist eine hochansteckende Infektionskrankheit und wird durch das Bakterium Bordetella pertussis ausgelöst. Zu Beginn sind die Symptome noch relativ unspezifisch. In den folgenden Wochen entwickelt sich ein erkältungsartiger Husten, der sich zu anfallartigen Hustenattacken weiterentwickelt. Bei Säuglingen besteht die Gefahr des Atemstillstands. Im Normalfall klingen die Symptome nach einigen Wochen wieder ab. Allerdings können Komplikationen bzw. Folgeerkrankungen auftreten: Lungenentzündungen, Mittelohrentzündungen oder Krampfanfälle. Wegen der hohen Ansteckungsgefahr bei Keuchhusten ist bereits der Verdacht auf eine Erkrankung meldepflichtig.

Symptome

Die Inkubationszeit dauert sieben bis 14 Tage. Danach zeigen sich grippeähnliche Symptome: Fieber, Schnupfen und trockener Reizhusten. Nach ein bis zwei Wochen kommen die typischen Hustenattacken mit herausgestreckter Zunge. Bei der Einatmung nach dem Husten ist oft eine Art Seufzlaut zu hören. Begleitsymptome können glasiger Schleim oder Erbrechen sein. Die Krankheitssymptome klingen nur langsam ab und erst nach zwei bis sechs Wochen reduzieren sich Zahl und Intensität der Hustenanfälle. Die Krankheit ist dann in der Regel überstanden, doch bestimmte Auslöser wie Zigarettenrauch können noch längere Zeit zu Reizhusten führen.

HiB

Die HiB-Impfung ist gegen keine spezielle Krankheit gerichtet, sondern gegen das Bakterium Haemophilus influenzae Typ B, welches für unterschiedliche Krankheiten verantwortlich ist. Der Impfstoff besteht aus einem Bereich der Oberfläche eines Antigens (sog. Epitop), das an ein Protein gebunden ist. Die Grundimmunisierung entspricht wieder dem G1-bis-G4-Schema, wobei G2 unter Umständen ausgelassen werden kann. Nachholimpfungen sind ab dem 15. Lebensmonat bis zum vierten Lebensjahr möglich. Auffrischungen sind nicht erforderlich. Die Impfungen werden angeraten, weil einige Stämme des Bakteriums gegen Antibiotika resistent sind, so dass eine entsprechende Therapie schwer umsetzbar ist. Seit 1990 gehört die HiB-Impfung zu den Empfehlungen der STIKO.

Durch HiB ausgelöste Krankheiten

Die Bakterien werden über die Tröpfcheninfektion oder den direkten Kontakt übertragen. Sie leben in den Schleimhäuten des Menschen – vor allem in denen der oberen Atemwege. Außerhalb dieses Bereichs ist es nur kurz lebensfähig. Nase, Rachen und Luftröhre sind einem erhöhten Entzündungsrisiko ausgesetzt. Haemophilus influenzae Typ B kann Kehldeckelentzündungen, Bronchitis oder Lungenentzündungen auslösen. Bei Kleinkindern ist das Bakterium zusätzlich ein Erreger für Hirnhautentzündungen. Die Inkubationszeit dauert circa zwei bis fünf Tage. Danach zeigt sich meist eine Infektion des Nasenrachenraums mit Fieber. Es können Mittelohr- oder Nasennebenhöhlenentzündungen, Bronchitis oder Lungenentzündungen folgen. Weitere Komplikationen können Brustfell-, Gelenk- oder Knochenhautentzündungen sein, ebenso Blutvergiftungen.

Poliomyelitis (Kinderlähmung)

Für die Impfung gegen Poliomyelitis (auch „Polio“ oder „Kinderlähmung“ genannt) werden gegenwärtig Totimpfstoffe mit einer Spritze injiziert. Einen Lebendimpfstoff per Schluckimpfung zu verabreichen wird nicht mehr empfohlen, weil dieser das Risiko einer Ansteckung mit sich bringt. Der abgeschwächte, noch lebende Virus würde nämlich über den Stuhl ausgeschieden und könnte bei nichtgeimpften Kontaktpersonen über eine Schmierinfektion oder Kontaktinfektion eine Impfpoliomyelitis auslösen. Dadurch findet zwar ebenfalls eine Immunisierung statt, aber Virologen sehen auch die Gefahr einer Rückentwicklung des Virus hin zu seiner virulenten Form. Als Vorteil der Schluckimpfung mit Lebendimpfstoffen gilt die Bildung wandständiger Antikörper (nahe an einer Gefäßwand) in der Darmschleimhaut. Die STIKO empfiehlt standardmäßig die Grundimmunisierung G1 bis G4. G2 kann unter Umständen weggelassen werden. Nachholimpfungen sind ab dem 15. Lebensmonat bis zum sechsten Lebensjahr möglich. Eine Auffrischungsimpfung wird für das neunte bis 17. Lebensjahr empfohlen. Ab dem 18. Lebensjahr können Nachholimpfungen angesetzt werden.

Krankheitsbild

Die Kinderlähmung wird durch Polioviren verursacht. Die Infektionskrankheit greift die Nervenzellen im Rückenmark an, die für die Muskelsteuerung verantwortlich sind. So kann es zu bleibenden Lähmungen oder zum Tod als Folge der Kinderlähmung kommen. Auch wenn der Name vermuten lässt, es würde sich um eine reine Kinderkrankheit handeln, können auch Erwachsene betroffen sein. In der Regel trifft es allerdings Kinder zwischen drei und acht Jahren. Das Virus gelangt über den Mund in den Körper und vermehrt sich im Darm. Nach dem Befall der Lymphknoten gelangt es in die Blutbahn und von dort in die Nervenzellen des Rückenmarks.

Symptome

Als Immunreaktion auf den Befall der Nervenzellen gelangen Abwehrzellen ins Rückenmark und es kommt zu Entzündungen, die die Nervenzellen zerstören und typische Symptome der Kinderlähmung auslösen: schlaffe Lähmungen vorrangig an den Beinen. Noch vor den Lähmungen und nach der Inkubationszeit (sieben bis 14 Tage) kommt es zu Fieber, Erbrechen, Durchfall, Halsschmerzen und Abgeschlagenheit. Wenn das zentrale Nervensystem nicht betroffen wurde, gibt es keine weiteren Symptome oder Folgen. Wird das zentrale Nervensystem in Mitleidenschaft gezogen, kommt es nach Abklingen der ersten Symptome zur Hirnhautentzündung. Nackensteifheit und hohes Fieber kennzeichnen diese Folgeerkrankung. Bei einem Prozent aller Betroffenen kommt es zu den Lähmungserscheinungen. Die Symptome der Hirnhautentzündung bessern sich und plötzlich kommt es zu Lähmungen. Das Kind scheint an dem einen Tag wieder vollkommen gesund zu sein und am nächsten Tag wacht es mit Lähmungserscheinungen auf. Die Lähmungen sind schlaff, asymmetrisch und betreffen vorrangig die Oberschenkel. Sie sind mit Schmerzen verbunden. Je nach Befall im Rückenmark kann es auch zu Lähmungen der Muskulatur des Rumpfes, der Zwischenrippenräume, der Harnblase, des Mastdarms oder des Zwerchfells kommen.

Innerhalb eines Jahres bilden sich die Symptome zurück. Dauerschäden können Lähmungen, Durchblutungsstörungen oder Hauternährungsstörungen (wie zum Beispiel Geschwüre) sein. Bleibende Schäden können zudem Gelenkprobleme, Skoliose oder Fußdeformitäten sein. Sogar ein beeinträchtigtes Längenwachstum der Extremitäten ist möglich. Nach mehreren Jahren kommt es gelegentlich zum Post-Poliomyelitis-Syndrom. Diese Spätfolge zeichnet sich durch extreme Müdigkeit, Muskelschmerzen oder Muskelschwund aus.

Hepatitis B

Die Impfung gegen Hepatitis B beinhaltet ebenfalls die Grundimmunisierung G1 bis G4 bei möglicher Auslassung von G2. Auffrischungen sind nicht immer erforderlich. Ab dem 15. Lebensmonat bis zum 17. Lebensjahr können Nachholimpfungen gegeben werden. Es kann aktiv oder passiv geimpft werden. Bei der Aktiv-Impfung wird ein nachkonstruierter Teil der Virushülle verabreicht, das HBs-Antigen. So wird eine Immunreaktion ausgelöst. Bei der Passiv-Impfung werden sogenannte Hyperimmunglobuline injiziert. Sie helfen dem Immunsystem, die Viren zu bekämpfen. Diese Impfung wird in Kombination mit einem aktiven Impfstoff verabreicht, wenn bei Patienten Kontakt zu infiziertem Material bestand oder es sich um Neugeborene handelt, deren Mütter Hepatitis-B-positiv sind.

Krankheitsbild

Hepatitis B (Leberentzündung) ist eine Infektionskrankheit, die durch das Hepatitis-B-Virus (HBV) ausgelöst wird. Sie gehört zu den häufigsten Virusinfektionen weltweit, greift die Leber an und entwickelt einen chronischen Krankheitsverlauf. Das HBV wird von Mensch zu Mensch durch Körperflüssigkeiten übertragen. Dabei ist die Stärke der Ansteckungsfähigkeit eines Virusträgers von der Konzentration des Virus in seinem Blut abhängig. HBV gelangt über Verletzungen von Haut oder Schleimhäuten in den Körper. Ungeschützter Geschlechtsverkehr, Kratzen und Beißen bei Kleinkindern, die Verwendung von Nagelscheren, Rasierapparaten oder Tätowiermaschinen können HBV genauso übertragen wie intravenöser Drogenkonsum, Piercings oder der Kontakt zu infizierten Materialien im medizinischen Bereich.

Symptome

Bei den Symptomen ist zwischen der akuten und chronischen Hepatitis B zu unterscheiden. Etwa zwei Drittel der Infektionen verlaufen ohne klinische Anzeichen. Bei einem Drittel kommt es zur Bildung der klassischen Hepatitissymptome: Gelbfärbung der Haut und des Augapfels (genauer gesagt der Skleren), stark verdunkelter Urin, Oberbauchschmerzen, Gliederschmerzen, Erbrechen, Durchfall und allgemeine Übelkeit. Nach zwei bis sechs Wochen klingen die Symptome ab und die akute Hepatitis heilt aus. Eine Hepatitis B gilt dann als chronisch, wenn eine durch HBV ausgelöste Leberentzündung und ein viraler Marker (im Blut als Nachweis für das Vorhandensein des Virus) länger als sechs Monate bestehen. Die Leberentzündung kann als Folgestörungen Leberzirrhose oder Leberkrebs begünstigen.

Pneumokokken

Pneumokokken sind Bakterien der Art Streptococcus pneumoniae. Sie können Infektionen mit so schweren Verläufen verursachen und gelten als hochgefährlich, da schon mehrere Millionen Menschen an ihnen gestorben sind. Statistisch erliegen jährlich weltweit circa 826.000 Kinder unter sechs Jahren den Pneumokokkeninfektionen. Darum gilt die vorbeugende Impfung als besonders wichtig. Die STIKO empfiehlt die Grundimmunisierung G1 bis G4. Auffrischungen sind nicht notwendig. Eine Nachholimpfung kann zwischen dem 15. und 23. Lebensmonat gegeben werden. Ab dem 60. Lebensjahr wird eine einmalige Standardimpfung mit dem sogenannten Polysaccharid-Impfstoff empfohlen. Er umfasst die Antigene von 23 Pneumokokkentypen. Diese sind für circa 90 % aller pneumokokkenbedingten Erkrankungen verantwortlich. 2001 wurde der Konjugat-Impfstoff zugelassen. Er wird bei Kleinkindern gegen die sieben häufigsten Pneumokokkentypen eingesetzt.

Pneumokokken können unterschiedliche Entzündungskrankheiten verursachen. Weit verbreitet sind Lungenentzündungen, an denen vor allem Menschen über 50 Jahre erkranken. In Deutschland sterben jährlich circa 10.000 Menschen an einer Lungenentzündung infolge einer Pneumokokkeninfektion. Die Hälfte der Todesfälle tritt nach 48 Stunden ein – trotz Antibiotikatherapie. Der Lungenentzündung geht meist ein Infekt der oberen Atemwege voraus. Dies ist auch bei einer pneumokokkenbedingten Hirnhautentzündung der Fall. Mittelohrentzündungen oder Nasennebenhöhlenentzündungen können genauso auf Pneumokokken zurückgehen wie Hornhautentzündungen. Gelangen die Bakterien in die Blutbahn, kann sich eine Blutvergiftung entwickeln.

Die Pneumokokken werden per Tröpfcheninfektion von Mensch zu Mensch übertragen. Im Körper angelangt, besiedeln sie die Schleimhäute des Nasenrachens. Die Infektion geschieht symptomlos und betrifft vorrangig Kinder in den ersten beiden Lebensjahren. Eine Besiedlung mit Pneumokokken muss nicht zwangsläufig zu schweren Infektionen führen. Allerdings sind die konkreten Gründe noch unbekannt, weshalb die Bakterien bei den einen Menschen schlimme Infektionskrankheiten verursachen, während sie bei den anderen zu keinerlei Symptomen führen.

4.2 Spezielle Impfungen

Neben den sieben Impfungen, bei denen G1 bis G4 denselben Zeitraum umfassen, empfiehlt die STIKO weitere Schutzimpfungen. Die Dreifachimpfung gegen Mumps, Masern und Röteln ist die bekannteste. Doch es gibt auch noch die Empfehlungen für Impfungen gegen Rotaviren, Meningokokken C, Varizellen (Windpocken), Influenza und HPV.

Rotaviren

Bei Schutzimpfungen gegen Humane Rotaviren erfolgen zwei bis drei Teilimpfungen (G1 bis G3) ab dem Alter von sechs Wochen nach der Geburt bis einschließlich des vierten Lebensmonats. Die Impfungen werden als Schluckimpfungen ausgegeben. Dafür gibt es gegenwärtig in Deutschland zwei zugelassene Impfstoffe. Diese sollen die Kinder vor allem vor schweren Rotavirus-Erkrankungen schützen. Dennoch kann es zu einer Rotavirus-Gastroenteritis (einer Form von Magen-Darm-Entzündung) kommen. Diese würde aber in der Regel weniger schwer verlaufen als ohne Impfung.

Die Rotaviren sind beim Menschen eine der häufigsten Ursachen für Durchfallerkrankungen. In der Dritten Welt sind sie für eine hohe Sterblichkeit verantwortlich. Die WHO schätzt, dass jährlich circa 850.000 Kinder an einer Dehydration (Austrocknung) sterben, deren Ursache in einer Rotavirus-Infektion liegt. In Deutschland muss der Nachweis von Rotaviren gemeldet werden. Die Übertragung der Viren erfolgt in der Regel fäkal-oral. Zudem besteht das Risiko einer Infektion durch infizierte Lebensmittel oder Trinkwasser. Sind sie in den Körper gelangt, vermehren sich die Viren im Dünndarm und nach ein bis drei Tagen treten die typischen Symptome auf: Erbrechen, Fieber und Durchfall. Der enorme Wasser- und Elektrolytverlust durch den Durchfall kann zur Austrocknung des Körpers führen und lebensbedrohliche Züge annehmen. Da es bisher keine ursachenorientierte Therapie gibt, wird allgemein zur Impfung geraten. Im Falle einer Erkrankung muss auf jeden Fall der Flüssigkeitsverlust ausgeglichen werden.

Meningokokken C

Meningokokken sind intrazelluläre Bakterien, bei denen zwischen 13 Serogruppen unterschieden wird. Die STIKO empfiehlt die Schutzimpfung gegen den Serotyp C. Es ist eine einmalige Grundimmunisierung (G1) ab dem 12. Lebensmonat angeraten. Nachholimpfungen können bis einschließlich zum 17. Lebensjahr erfolgen. Es gibt aber auch Impfstoffe gegen die Serotypen A, B, Y und W135. In der BRD sind vier Impfstoffe zugelassen, die gereinigte Fragmente des Bakteriums Neisseria meningitidis enthalten. Für Kinder zwischen zwei Monaten und zwei Jahren gibt es Konjugat-Impfstoffe, bei denen die Teile der Bakterienhülle an ein Protein gebunden sind, um eine effektivere Immunantwort auszulösen.

Meningokokken werden per Tröpfcheninfektion von Mensch zu Mensch übertragen. Küssen, Niesen oder Husten sind dabei die häufigsten Übertragungsformen. Im Körper besetzen sie die Schleimhäute des Nasenrachenraums. Wenn das Immunsystem bereits geschwächt ist, können sich die Meningokokken schnell vermehren und die Schleimhäute verlassen. Dann können sie Hirnhautentzündungen oder Blutvergiftungen auslösen. Nach der Inkubationszeit können jedoch viele unterschiedliche Symptome auftreten, so dass eine genaue Ursachenanalyse notwendig ist. Nach der Inkubationszeit (meist drei bis vier Tage) kann es zu sehr schwachen und rasch abheilenden oder zu akut-lebensbedrohlichen Erkrankungen kommen. Dazwischen gibt es ein großes Spektrum potenzieller Krankheiten und entsprechender Symptome. Allerdings sind in Deutschland die Meningokokken die häufigste Ursache für eine bakterielle Hirnhautentzündung (circa 90 % der Meningitisfälle).

Varizellen

Die Impfung gegen Varizellen (im Volksmund „Windpocken") erfolgt gemäß des Impfkalenders 2014 in zwei Grundimmunisierungen (G1 und G2) zwischen dem 11. und 23. Lebensmonat. Nachholimpfungen sind bis zum 17. Lebensjahr möglich. Auffrischungen sind nicht erforderlich. Als Impfstoff wird auf abgeschwächte Varizella-Zoster-Viren zurückgegriffen, die sich nach der Injektion im Körper vermehren. Auch wenn es inzwischen einen Vierfach-Impfstoff gegen Windpocken, Mumps, Masern und Röteln gibt, empfehlen die Impfexperten, die erste Impfung gegen Varizellen getrennt von der Impfung gegen Mumps, Masern und Röteln zu verabreichen, um das Risiko für Nebenwirkungen wie Fieber zu reduzieren. Die zweite Impfung könne dagegen problemlos als Vierfach-Impfung gegeben werden.

Krankheitsbild

Windpocken werden durch die Tröpfcheninfektion übertragen und durch das Varizella-Zoster-Virus ausgelöst. Für die Übertragung ist kein unmittelbarer Körperkontakt notwendig. Die Viren können auch einige Distanz durch die Luft überbrücken. Es handelt sich um eine meldepflichtige Kinderkrankheit, von der vor allem Vorschulkinder betroffen sind. Eine überstandene Erkrankung sorgt in der Regel für lebenslange Immunität.

Symptome

Nach einer Inkubationszeit von circa 14 Tagen kommt es zum Fieber sowie ggf. Kopf- und Gliederschmerzen. Am kommenden Tag zeigen sich am Rumpf, im Gesicht, auf dem Kopf und etwas später an den Gliedmaßen rote Flecken. Aus diesen erwachsen Knötchen, in deren Zentren sich die windpockentypischen Bläschen bilden.

Die Bläschen platzen auf und es kommt zur Krustenbildung. Schließlich fallen die Krusten ab; zu Narbenbildungen kommt es nicht, sofern nur die Oberhaut betroffen ist und die Patienten an den Bläschen nicht kratzen. Der gesamte Krankheitsverlauf dauert drei bis fünf Tage.

Noch vor dem Auftreten der Hautbläschen, die die Windpocken relativ eindeutig erkennbar machen, sind die Betroffenen bereits ansteckend. Die Ansteckungsgefahr bleibt für circa fünf bis zehn Tage nach der ersten Bläschenbildung bzw. bis das letzte Bläschen eine Kruste entwickelt hat. Windpocken können vor allem bei Erwachsenen zu Komplikationen führen und beispielsweise eine Hirnhautentzündung oder Lungenentzündung nach sich ziehen. Eine bakteriell bedingte Sekundärinfektion der Haut ist ebenso möglich.

Influenza

Die STIKO empfiehlt eine jährliche Standardimpfung gegen die „echte“ Grippe, die auch Virusgrippe oder Influenza genannt wird. Die Infektionskrankheit wird durch Viren der Influenzavirusfamilie A oder B ausgelöst. Weil gerade die Influenza-A-Viren besonders wandlungsfähig sind, ist eine jährliche Wiederholung der Impfung notwendig. Die Impfaktionen finden meist im Oktober oder November statt und sollen in der gripperelevanten Jahreszeit vorbeugend wirken. Es wurde bereits ein Impfstoff getestet, der nicht nur gegen zwei Influenza-A-Stämme immunisiert, sondern auch gegen zwei B-Stämme. Der Vorteil für den Menschen bei den B-Stämmen ist, dass diese nicht so wandlungsfähig sind wie die A-Stämme, so dass eine gute Vorbeugung als weitgehend sicher gilt.

Krankheitsbild

Die Influenza-Viren können durch Tröpfcheninfektion, Schmierinfektion oder Kontaktinfektion übertragen werden. Sie gelangen über die Schleimhaut der Atemwege, des Munds und der Augen in den Körper. Niesen, Husten, Sprechen oder Atem infizierter Personen können eine Übertragung genauso ermöglichen wie Hautschuppen, Haare, Staub oder Kotpartikel, auf denen sich Viren befinden. Nach einer Infektion erfolgt eine relativ kurze Inkubationszeit von wenigen Stunden bis Tagen.

Symptome

Die Grippe-Symptome sind weitgehend unspezifisch und können schnell mit anderen Erkrankungen der Atemwege verwechselt werden. Auffällig ist jedoch, dass die Grippe mit all ihren Symptomen sehr abrupt auftritt. Sämtliche Symptome zeigen sich fast zeitgleich und dauern circa sieben bis 14 Tage an. Zu den häufigsten Symptomen einer Influenza-Infektion gehören neben dem plötzlichen Krankheitsbeginn vor allem Krankheitsgefühle, die sich auf den gesamten Körper beziehen. Man fühlt sich vollends erschöpft. Dazu kommen Fieber, Kopf- und Gliederschmerzen, Schüttelfrost, trockener Husten, Augentränen, Erbrechen, Durchfall, Übelkeit und gereizte Nasenschleimhäute.

HPV

Die Impfung gegen Humane Papillomviren (HPV) wird ausschließlich Frauen verabreicht. Die STIKO empfiehlt eine zweifache Impfung (G1 und G2) im Alter zwischen neun und 14 Jahren. Dabei werden zwei Dosen im Abstand von sechs Monaten verabreicht. Nachholimpfungen sind ab dem 14. Lebensjahr bis einschließlich 17. Lebensjahr möglich, gegebenenfalls kann eine dritte Impfung erforderlich sein. Die gesamte Impfserie sollte vor dem ersten Geschlechtsverkehr abgeschlossen sein. Es handelt sich nämlich hierbei um eine Schutzimpfung, die Gebärmutterhalskrebs vorbeugen soll, indem sie vor einer Infizierung mit den sexuell übertragbaren Humanen Papillomaviren schützt. Dabei ist vor allem der Schutz gegen die HPV-Typen 16 und 18, die als Hochrisiko-Typen gelten, wichtig. Es gibt unterschiedliche Impfstoffe, mit denen gegen unterschiedliche HPV-Typen geschützt werden soll. Die STIKO empfiehlt die Impfung gegen die Hochrisiko-Typen.

Krankheitsbild

HPV infizieren die Epithelzellen der Haut und der Schleimhäute. Die betroffenen Zellen können sich infolge einer Infektion tumorartig verändern. Meist handelt es sich um gutartige Tumore, die in einer Warzenbildung am Ort der Infektion münden. So entstehen im Genital- oder Analbereich Genitalwarzen. Die Hochrisiko-Typen stehen besonders im Verdacht, Gebärmutterhalskrebs auszulösen. Es wird zudem vermutet, dass HPV für viele weitere Genital- oder Analkarzinome verantwortlich sei. Oralverkehr mit einer infizierten Person kann sogar Mundtumore auslösen. Doch es muss nicht immer sexueller Kontakt für eine Übertragung bestehen, auch Hautkontakt kann für eine Infektion bereits ausreichend sein. Geschützter Geschlechtsverkehr gilt neben der Impfung als wichtige Präventionsmaßnahme. Die Infektionsrate bei Frauen unter 30 liegt bei circa 25 %.

Symptome

Eine Infektion wird in der Regel nicht wahrgenommen, da keine Symptome gebildet werden. Die Viren können eine längere Zeit inaktiv im Körper verbleiben. Die Bildung von Warzen, besonders Feigwarzen, sind ein Hinweis auf eine HPV-Infektion. Der Gebärmutterhalskrebs als Folgeerkrankung der Infektion hat eigene Symptome: Schmierblutungen, süßlich riechender Scheidenausfluss, unregelmäßige Blutungen oder Kontaktblutungen beim

Geschlechtsverkehr. Bleibt der Tumor unentdeckt bzw. unbehandelt, wächst er in Harnblase und Mastdarm weiter und bringt organspezifische Symptome mit sich. Metastasen können andere Körperregionen befallen und eine Streuung des Tumors bewirken. Weitere Krebserkrankungen wären die unmittelbare Folge.

Mumps, Masern, Röteln

Der MMR-Impfstoff (MMR = Mumps, Masern, Röteln) soll eine dreifache Immunisierung (deshalb der Kombinationsimpfstoff) gegen Mumps, Masern und Röteln bewirken. Die STIKO listet jedoch die Masernimpfung getrennt von der Impfung gegen Mumps und Röteln auf. Die Verabreichungen der drei Impfungen werden allerdings für denselben Zeitraum empfohlen: Die erste Grundimmunisierung (G1) sollte zwischen dem 11. und 14. Lebensmonat abgeschlossen sein, die zweite Grundimmunisierung (G2) sollte zwischen dem 15. und 23. Lebensmonat folgen. Nachholimpfungen sind bis einschließlich des 17. Lebensjahres möglich. Ab dem 18. Lebensjahr wird eine Standardimpfung gegen Masern empfohlen. Diese findet einmalig statt und soll für alle gelten, die ...

- nach 1970 geboren worden,

- 18 Jahre oder älter sind und ...
    - über einen unklaren Impfstatus verfügen
    - gar keine Impfung erhalten haben
    - nur eine einzelne Impfung in der Kindheit mit einem MMR-Impfstoff bekommen haben.

Grundsätzlich kann gegen die Masern einzeln geimpft werden, der Kombinationsimpfstoff gegen Masern, Mumps und Röteln gilt laut Robert Koch-Institut jedoch als nicht weniger verträglich.

Der MMR-Impfstoff enthält abgeschwächte Viren, die Mumps, Masern und Röteln auslösen. Es handelt sich dabei um einen Lebendimpfstoff. Statistisch gesehen wird bei ordnungsgemäßer Impfung ein Schutz von 99 % erreicht. Eine Ergänzung des MMR-Impfstoffes ist der MMRV-Impfstoff. Er schützt gegen die drei MMR-Krankheiten und zusätzlich gegen Windpocken.

Krankheitsbild und Symptome – Mumps

Mumps ist eine Infektionskrankheit, die die Speicheldrüsen befällt. Es können aber auch andere Organe betroffen sein. Das Mumpsvirus wird per Tröpfcheninfektion oder direkten Kontakt übertragen. Die Betroffenen sind bereits einige Tage vor Krankheitsausbruch ansteckend. Die Inkubationszeit beträgt circa zwei Wochen. Danach treten die klassischen Symptome auf. Die Symptome von Mumps sind Fieber und die entzündliche Schwellung der Ohrspeicheldrüsen. Diese kann ein- oder doppelseitig geschehen. Infolge der Entzündung kommt es zu Schmerzen beim Kauen. Abstehende Ohrläppchen sind ein weiteres Mumps-Symptom. Ist auch die Bauchspeicheldrüse betroffen, kommt es zu Erbrechen, Oberbauchschmerzen und/oder fetthaltigen Durchfällen. Unter besonderen Umständen kann es zu Komplikationen bzw. Folgeerkrankungen kommen. Hier sind Gehirnhautentzündungen, Hirnentzündungen, Ertaubungen, Hodenentzündungen, Entzündungen der Bauchspeicheldrüse, Eierstöcke, Schilddrüse, Nieren oder Gelenke möglich. Die Hodenentzündung ist meist einseitig und zerstört die Funktion des betroffenen Hodens dauerhaft.

Krankheitsbild und Symptome – Masern

Die Masern werden durch das Masernvirus übertragen. Die Infektionskrankheit betrifft vor allem Kinder und zeichnet sich durch rote Hautflecken aus. Die WHO hat sich zwar zum Ziel gesetzt, die Masern bis 2015 global auszurotten und auch Deutschland ist an der Aktion beteiligt, man wird allerdings das Ziel sehr wahrscheinlich nicht erreichen. Das Virus ist allgemein sehr gut erforscht. Die WHO nennt 23 Genotypen (Erbbilder; also Repräsentanten konkreter genetischer Ausstattungen). Es gibt beim Masernvirus nur einen Serotyp (Untergruppen von Mikroorganismen, die sich in antigenen Eigenschaften unterscheiden), so dass die Impfstoffe gemeinhin als sehr sicher gelten, weil es keine Variationen von Subspezies des Virus gibt. Übertragen wird das Virus mittels der Tröpfcheninfektion. Bereits drei bis fünf Tage vor dem Hautausschlag sind die Betroffenen ansteckend. Als Eingangspforten dienen dem Virus die Schleimhäute der Atemwege oder die Bindehaut der Augen. Es folgt ein zweiphasiger Krankheitsverlauf. Nach der Inkubationszeit von zehn bis 14 Tagen zeigt sich eine Entzündung der Schleimhäute der oberen Atemwege. Es können aber auch die mittleren Atemwege betroffen sein. Dies zeigt sich in Form einer Bronchitis. Ebenso ist eine Entzündung der Augenbindehäute möglich. Fieber, Kopfschmerzen und Halsschmerzen können begleitend auftreten. Die sogenannten Koplik-Flecken sind ein eher seltenes Symptom, gehören aber zum Krankheitsbild dazu. Sie bilden sich an den Wangenschleimhäuten gegenüber den Backenzähnen, ihr Merkmal sind ein bis zwei cm große weiße Flecken auf gerötetem Untergrund. Sie treten kurz vor dem Hautausschlag auf. Ungefähr am zwölften Tag der Erkrankung kommt es zur Schleimhautrötung am Gaumen. Lymphknotenschwellungen können begleitend auftreten. Ein bis zwei Tage später bildet sich ein großfleckiger Hautausschlag. Er beginnt meist hinter den Ohren und breitet sich binnen 24 Stunden über den gesamten Körper aus. Nach circa fünf Tagen bilden sich alle Symptome zurück.

Krankheitsbild und Symptome – Röteln

Die Röteln werden durch das Rötelnvirus ausgelöst. Auch hier sind rote Hautflecken ein Leitsymptom. Aufgrund der hohen Ansteckungsgefahr besteht in Deutschland Meldepflicht. Das Rötelnvirus weist eine einheitliche Oberflächenstruktur auf. Das heißt, auch hier gibt es nur einen einzigen Serotyp. Die Übertragung erfolgt über die Tröpfcheninfektion. Die Inkubationszeit liegt zwischen 14 und 21 Tagen. Bereits vor Ausbruch des Hautausschlags besteht circa eine Woche lang Ansteckungsgefahr. Diese dauert eine weitere Woche nach Auftreten des Ausschlags an. Die Viren gelangen über die Schleimhäute der oberen Atemwege in den Körper und dringen ins lymphatische Gewebe vor. Danach gelangen sie in die Blutbahn. Die Symptome sind äußerst unterschiedlich, was die Intensität und die Ausmaße betrifft. Es gibt Infektionen ohne Symptome und es gibt Infektionen mit deutlichen Symptomen und Folgeerkrankungen wie Bronchitis, Arthritis, Mittelohrentzündung oder Herzstörungen. Zu den typischen Symptomen der Röteln gehören einzeln stehende rote Flecken, die zunächst im Gesicht auftauchen, sich dann aber auf Rumpf und Extremitäten ausweiten. Der Ausschlag hält ein bis zwei Tage an, wobei zugleich die Körpertemperatur bis circa 39 °C ansteigt. Begleitsymptome sind Kopf- und Gliederschmerzen, Lymphknotenschwellungen am Hinterkopf, am Nacken und vor allem hinter den Ohren – ebenso Bindehautentzündungen und Schleimhautentzündungen der oberen Atemwege.

5. Die Masernausbreitung 2015 und der Glaubensstreit ums Impfen

Die MMR-Impfung geriet Anfang 2015 ins öffentliche Gespräch. Zu einer Diskussion über die Notwendigkeit von Impfungen, speziell der Masernimpfung, hatte ein Masern-Ausbruch in Berlin geführt. Die rasche Verbreitung der Masern in Berlin und anderen Regionen Deutschlands zeigte, dass das Ziel der Ausrottung dieser Kinderkrankheit noch lange nicht erreicht ist. Die Masern sollten eigentlich bis 2015 durch hohe Impfraten verschwunden sein, so dass in der BRD der Schwellenwert zur sogenannten Herdenimmunität erreicht wäre (das bedeutet, innerhalb einer Population ist die Anzahl an immunen Menschen so groß, dass auch diejenigen ohne Immunisierung geschützt sind, da die Krankheit sich nicht mehr ausbreiten kann). Die Herdenimmunität bei Masern liegt vermutlich zwischen 83 und 94 %. Während nun die Impfbefürworter für mehr Impfungen und eine Impfpflicht plädieren, sieht die Gegenseite eben gerade im Impfen die Ursache für die Masernwelle 2014/2015, schließlich würden über die Impfungen auch die Krankheitserreger verbreitet. Doch was genau geschah in Berlin und an anderen Orten?

5.1 Ursachenforschung

Die Masern wurden in Berlin bereits im Oktober 2014 entdeckt. Am 28. Januar 2015 gab es bereits 370 registrierte Masernerkrankungen aus allen Berliner Bezirken. Bis März 2015 wurden über 750 Erkrankungen gemeldet. Für den März wurden außerdem circa 75 Neuerkrankungen pro Tag registriert. Bundesweit wurden bis einschließlich der elften Jahreswoche über 1000 Fälle gemeldet. Damit sind die Masern nach den Windpocken (circa 5000 Fälle) und dem Keuchhusten (circa 2300 Fälle) die am meisten verbreitete Infektionskrankheit, der mit einer Impfung vorgebeugt werden könnte. Über 300 Kinder wurden 2015 in Berlin von Kitas oder Schulen ausgeschlossen, weil sie nicht geimpft waren. Auch nichtgeimpfte Lehrer mussten den Schulen fernbleiben.

Masern in Berlin: die Ursachen

Die Masern kamen jedoch nicht aus dem Nichts, sondern wurden nach Deutschland eingeführt. Der Virusstamm wurde aller Wahrscheinlichkeit nach von Asylsuchenden eingeschleppt – vorrangig von Menschen aus Serbien, Bosnien und Herzegowina. Dort waren bereits im Februar 2014 mehrere tausend Menschen von Masernerkrankungen betroffen. In Deutschland waren anfangs nur die Asylsuchenden erkrankt, doch schon bald traten die ersten Krankheitsfälle in der Berliner Bevölkerung auf. Seitdem wütete das Virus und schon bald gab es neben den Fällen in Berlin auch in Bayern und Sachsen jeweils mindestens 70 Fälle (Stand: 07.04.2015[18]). Das Robert Koch-Institut empfiehlt eine umgehende MMR-Impfung für Menschen aus Bosnien und Herzegowina, um die Zahl der Neuerkrankungen bzw. das Ansteckungsrisiko zu minimieren. Allerdings ist dies leichter gesagt als getan, denn die Unterbringungsbedingungen für Flüchtlinge sind für eine ausreichende Hygiene nicht immer optimal, was das Ansteckungsrisiko erhöht – besonders wenn die Flüchtlinge in Turnhallen oder anderen großen Gemeinschaftsräumen untergebracht werden. Die Ärztin Pia Skarabis-Querfeld hat in Berlin zwei größere Impfkampagnen bei Flüchtlingen in Eigeninitiative durchgeführt, weil der formale Ablauf bis zur regulär möglichen Impfung viel zu lange dauern würde und das Ansteckungsrisiko in dieser Zeit

18 Robert Koch-Institut 2014, www.rki.de, Link im Quellenverzeichnis.

besonders hoch sei. Meist bekommen die Asylbewerber einen Krankenschein, mit dem sie zum Hausarzt gehen können, um dort auch Impfungen zu erhalten. Doch Skarabis-Querfeld sieht darin nur eine theoretische Lösung. Praktisch scheitert diese Vorgehensweise daran, dass die Asylbewerber den Krankenschein erst nach einem Termin beim Landesamt für Gesundheit und Soziales bekommen würden. Die Terminvergabe sei nicht immer leicht und selbst mit Krankenschein sei eine ärztliche Untersuchung nicht gewährleistet, denn für die Flüchtlinge sei es schwer, einen Arzt zu finden. Innerhalb der Ärzteschaft herrsche zudem Unwissen darüber, welche Leistungen solch ein Krankenschein überhaupt erlauben würde. Ein weiteres Problem sind die Defizite in der persönlichen Kommunikation durch Sprachbarrieren.[19]

Masern in Berlin: die Folgen

Nachdem immer mehr Menschen von den Masern erfasst wurden, kam es neben einer beständigen Zunahme von Nachrichten über den Zustand der Stadt primär zu Diskussionen über die Bedeutung der Impfung. Andere Folgen wie der Ausschluss nichtgeimpfter Kinder aus Kitas und Schulen blieben eine Seltenheit. Es wurde weder eine vorübergehende Impfpflicht eingeführt noch wurden besondere Quarantänevorkehrungen getroffen. Die Masern führten zu keinen wesentlichen Änderungen der medizinischen Praxis, sondern beschleunigten vielmehr das Theoretisieren und Diskutieren über die Masernimpfung und das Impfen allgemein. Impfgegner und Asylbewerber wurden zu Schuldigen stilisiert, die für die Verbreitung der Masern verantwortlich gewesen sein sollen. Die eigentliche akute Gefahr der Infektionskrankheit trat in den Hintergrund. Im Vordergrund standen emotional geladene

19 Hristio Boytchev 2015, www.stern.de, Link im Quellenverzeichnis.

Debatten und Schuldzuweisungen einerseits sowie Versuche medizinischer Aufklärung andererseits.

5.2 Das Wiederaufleben der öffentlichen Diskussion ums Impfen

Die Berliner Masernepidemie führte in der Öffentlichkeit zu einer Diskussion, in der es letztlich nur zwei sich widersprechende Meinungen gab: für das Impfen oder gegen das Impfen. Nicht immer wurden sachliche Argumente angebracht. Gerade in den Internetdiskussionen kam es immer wieder zu Debatten, in denen das ursprüngliche Thema nur noch eine sekundäre Rolle spielte. Wichtiger schien beiden Seiten die Darlegung individueller Überzeugungen, Vorurteile oder Behauptungen zu sein.

Die Haltung der Impfbefürworter nach den Fällen in Berlin

Die Impfbefürworter scheinen sowohl in den Internetdiskussionen als auch in den Kreisen politisch wie medizinisch Verantwortlicher die Mehrheit zu sein. Ein „Nein" zum Impfen gilt den einen als Blasphemie, den anderen als verantwortungslos. Doch was genau waren die Argumente, die für eine Masernimpfung angeführt wurden? Das wohl zentralste Argument war die hohe Ansteckungsgefahr der Masern. Als Zweites wurden die teils schweren Symptome und möglichen Komplikationen einer Erkrankung angeführt. Vor allem Kinder im ersten Lebensjahr gelten bei Masern als besonders anfällig, weil eine Masernimpfung in der Regel erst ab dem elften Lebensmonat gegeben wird. So wurde die Altersspanne, in denen die Kleinkinder anfällig sind, als Argument genutzt, um für Impfungen zu plädieren. Je mehr Menschen geimpft seien, die Impfraten also steigen und die Krankheit sich weniger verbreitet, desto höher sei die Wahrscheinlichkeit, dass die Kinder im ersten Lebensjahr keine Masern bekommen würden. Andere Argumentationen konzentrierten sich auf die Einwände der Impfkritiker und unterzogen diese einer kritischen Würdigung.

Impfen als Selbstverständlichkeit

Für die große Mehrheit der Impfbefürworter stand eine Diskussion über das Impfen gar völlig außer Frage. Impfen galt als Selbstverständlichkeit, als ein ganz normaler Schritt im Leben eines modernen Menschen. Umso schockierter waren die Reaktionen auf Meldungen über Impfverweigerer oder -kritiker. Der Ausbruch der Masern in Berlin war den Impfbefürwortern bereits der beste Beweis für die Notwendigkeit der Impfung. So sagte beispielsweise Bundesgesundheitsminister Hermann Gröhe:

> *„Der Masernausbruch in Berlin zeigt, wie wichtig ein guter Impfschutz ist. Ich rate dringend dazu, den eigenen Impfstatus überprüfen zu lassen und die empfohlenen Impfungen nachzuholen. Die empfohlenen Impfungen sind sicher und werden von der Krankenkasse bezahlt. Die irrationale Angstmacherei mancher Impfgegner ist verantwortungslos." (Gröhe 2015, zitiert nach Bundesministerium für Gesundheit, Meldungen 2015).*

Wären alle ordnungsgemäß geimpft gewesen, wäre eine Epidemie in diesem Ausmaß vielleicht unmöglich gewesen, so die Argumentation der Impf-Befürworter. Viele Eltern lassen ihre Kinder ganz selbstverständlich impfen und sind von den positiven Wirkungen dieser Präventionsmaßnahme überzeugt.

Impfen heißt Verantwortung

In der öffentlichen Diskussion wurden die Impfverweigerer als Egoisten dargestellt. Sie würden verantwortungslos und gegen die Gesellschaft handeln, weil sie durch ihre Verweigerungshaltung das Leben von anderen Menschen bedrohen würden. Eltern würden das Leben ihrer Kinder gefährden, wenn sie eine Impfung ablehnten – und sie würden auch andere Menschen gefährden, weil die Kinder zum Überträger des Virus werden könnten. Auch würde die Herdenimmunität schwerer erreicht werden. Wer sich dagegen für die Masernimpfung entscheiden würde, handele seinen Mitmenschen und sich selbst gegenüber verantwortungsvoll.

Impfen als einzige Alternative

Da es keine antivirale Therapie bei Masern gibt, gilt die Schutzimpfung als einzige sichere Maßnahme, um die Krankheit unter Kontrolle zu bringen. Bei einer Infektion und dem anschließenden Krankheitsverlauf können dann meist nur die Symptome behandelt werden. Der Lebendimpfstoff gilt als ungefährlich und hochwirksam. Deswegen und weil es immer noch zu große Impflücken geben würde, wurde ein Präventionsgesetz geplant. Statt eine Impfpflicht einzuführen, soll verbindlich gelten, dass bei der Aufnahme eines Kindes in eine Kita die Eltern einen Nachweis über eine ärztliche Impfberatung vorlegen müssen. Die Impfberatung soll der Aufklärung und Motivierung von Eltern dienen, damit diese sich bewusst für die Schutzimpfung für ihre Kinder entscheiden. Sollten die künftigen Beratungsangebote die Impflücken nicht schließen, könne auch über eine Impfpflicht nachgedacht werden.

Das Argument der Krankheitsfolgen

Die Impfbefürworter verwiesen immer wieder auf das hohe Komplikations- und Ansteckungsrisiko der Masern. Bei circa 10 % der Erkrankten würde es zu schweren Komplikationen kommen. Vor allem das Risiko, im späteren Lebenslauf an einer Gehirnhautentzündung zu erkranken, sei höher als bisher angenommen. Die sogenannte SSPE-Erkrankung würde sich über viele Jahre schleichend entwickeln. Ein Kind, welches sich mit Masern infiziert und die Krankheit überstanden hat, würde sich zunächst vollkommen normal entwickeln, doch ab einem bestimmten, jedoch nicht vorhersehbaren Zeitpunkt könnten kognitive und motorische Fähigkeiten nachlassen. Wachkoma und Tod seien bei Nichtbehandlung die Folge. Würzburger Wissenschaftler rechnen die Wahrscheinlichkeit, an SSPE zu erkranken, auf 1 zu 3300; ursprünglich wurde 1 zu 100.000 angenommen.[20]

Infektionswellen

Seit 2006 ist zu beobachten, dass es in Deutschland alle zwei bis drei Jahre zu Infektionswellen kommt. Das bedeutet, dass das Virus hier beheimatet ist und jene Menschen angreifen kann, deren Immunabwehr zu schwach bzw. bei fehlenden Antikörpern überhaupt nicht vorhanden ist. Dass dies vor allem Nichtgeimpfte betrifft, sollen die vermehrten Fälle von Masern an Waldorfschulen zeigen, an denen die Kinder meist weniger geimpft sind als an öffentlichen Schulen. 2010 gab es die Masern in Waldorfschulen in Berlin und Essen, 2011 brach die Krankheit in Offenburg aus und 2013 in Erftstadt bei Köln.

Historische und globale Vergleiche

Die Impfbefürworter argumentierten bezüglich der Masernimpfung immer wieder mit der hohen Wirksamkeit von Impfungen und belegten diese mit historischen Vergleichen: Gäbe es keine Impfungen, würden die Menschen vermutlich noch heute an Pocken, Tetanus oder Tuberkulose sterben. Regionen, in denen nicht so intensiv geimpft wird wie in der westlichen Industriewelt, werden als Beweis dafür angeführt. Auf diese Weise versuchen die Impfbefürworter zu zeigen, wie schlimm die Infektionskrankheiten wirken können, wenn es keinen Zugang zu Impfungen gibt. Im Vergleich zum Mittelalter oder der Frühen Neuzeit seien heutzutage die Neuerkrankungen bei bakteriellen oder viralen Infektionskrankheiten, gegen die es Impfstoffe gibt, dramatisch gesunken. Als modernes

20 Schönberger et al. 2013, Link siehe Quellenverzeichnis.

Paradebeispiel für die Impferfolge werden die USA genannt. In den Vereinigten Staaten gelten die Masern als ausgerottet.

Die Argumente der Impfkritiker

Die Impfbefürworter haben nicht selten die Argumente der Impfgegner aufgegriffen, um diese zu widerlegen. Dies führte soweit, dass im Anschluss an TV-Diskussionssendungen darüber diskutiert wurde, ob es überhaupt sinnvoll gewesen sei, über die Masernimpfung zu debattieren, denn durch die öffentliche Diskussion hätte man den Impfgegnern Raum für deren Argumente gegeben. Doch ist dies ein Zeichen demokratischer Stärke, Andersdenkende in ihrer Meinung nicht ernst zu nehmen, sie sogar öffentlich als Spinner abzutun? Dass nicht jeder von den Wirkungen der Schutzimpfung überzeugt ist, sollte nicht als ein Abfallen vom Glauben bewertet, sondern als eine andere Meinung toleriert werden. Aber wie weit dürfte diese Toleranz reichen, wenn tatsächlich die Gesundheit anderer bedroht wäre? Kann man einen Menschen für das Schicksal eines anderen verantwortlich machen? Impfkritiker werfen den Befürwortern teilweise blinden Gehorsam oder Dogmatismus vor. Es würden keine Zweifel oder kritische Fragen in Bezug auf die Impfungen zugelassen und die Nebenwirkungen würden verschwiegen oder schöngeredet.

Masern als wenig gefährliche Kinderkrankheit

Dass die Masern eine hochgefährliche Krankheit seien, davon ist nicht jeder überzeugt. Der impfkritische Arzt Dr. Friedrich Graf schrieb bereits 2008 in seinem Artikel *„10 Gründe, die gegen die Masernimpfung sprechen“*:

> *„Masern ist bei guter Ernährung und Versorgungslage ungefährlich, kann intensiv ablaufen, ist aber zumutbar. Entscheidend wird die*

gute Vorbereitung (die mit der konventionellen Medizin missachtet wird) und der richtige Umgang mit dem Fieber (keine fiebersenkenden Arzneien!) und den Krankheitsstadien (Erholungszeiten wichtig!)“[21]

Masern gelten als eine weitgehend normale Kinderkrankheit, die in der Regel unproblematisch verläuft. Zwar können Symptome wie Mittelohrentzündungen auftreten, aber diese sind nicht als Teil der Masern zu werten, sondern als Teil der Komplikationen. Die Mittelohrentzündung ist demnach eine Folgeerkrankung und gehört nicht zu den üblichen Symptomen der Masern. Zwar besteht die Gefahr, durch eine Maserninfektion zu sterben, doch dieses Risiko gibt es vor allem bei den Komplikationen. Bleiben Mittelohrentzündungen oder Lungenentzündungen unbehandelt, verschlechtert sich der Gesundheitszustand dramatisch und im schlimmsten Falle droht der Tod.

Komplikationen durch die Masernimpfung

Die etablierte Meinung sieht in der Masernimpfung eine Vorbeugung der Infektionskrankheit, um nicht nur diese, sondern auch die möglichen Komplikationen gar nicht erst entstehen zu lassen. Ursprünglich waren die Masern eine reine Kinderkrankheit und erst nach der massenweisen Impfung kam es zu vermehrten Masernfällen bei Jugendlichen oder Erwachsenen. Doch je älter die Masernpatienten sind, desto größer ist das Risiko für Komplikationen. Statistiken zeigen, dass zum Beispiel die masernbedingte Gehirnentzündung nur eins von 15.000 Kleinkindern, eins von 2500 Kindern zwischen vier und zehn Jahren und einen Erwachsenen von 1000 trifft.[22] Die Rate nimmt also mit dem Alter der Patienten zu.

21 Graf 2008, www.sprangsrade.de, Link im Quellenverzeichnis.

22 Neosmart Consulting AG 2015, http://www.zentrum-der-gesundheit.de, Link im Quellenverzeichnis.

Die Theorie von der Schwächung der natürlichen Immunabwehr

Ein anderer Aspekt, der bei den Impfungen übersehen wird, zurzeit aber nur theoretisch diskutiert wird, ist der sogenannte Nestschutz, den geimpfte Mütter ihren Kindern in den ersten Lebensmonaten nicht ausreichend bieten können. Denn die Mütter, die selbst die Masern hatten, seien zeitlebens gegen die Erreger immun und würden die Antikörper an ihre Kinder übertragen. Das Immunsystem geimpfter Mütter verfüge dagegen zwar über die Antikörper, hätte aber nicht den typischen Krankheitsverlauf durchgestanden. Da diese Mütter selbst nicht wirklich die Masern hatten, fehle folglich ein solider Schutz für die Säuglinge durch die Weitergabe der Antikörper – deshalb könnten diese nun leichter von Masern befallen werden.

Mit der künstlichen versus der natürlichen Immunisierung sei es wie bei einer Feuerwehrübung: Wird in einem Gebäude eine solche Übung durchgeführt, läuft alles perfekt ab: Die Bewohner verlassen schnell das Haus und die Feuerwehr ist auch zügig da. Wenn es später aber tatsächlich brennt, herrscht Chaos und die Leute, die die Feuerwehrübung noch sehr gut absolviert haben, verirren sich in den Rauchschwaden und können das Haus trotz Feueralarm nicht verlassen. Eine Übung ist eben niemals der Ernstfall. So ist es auch mit den Antikörpern nach dieser Theorie: Eine künstliche Immunisierung entspricht eben niemals einer natürlichen und folglich fehlen wichtige Informationen für den Ernstfall.

Die Illusion von der Herdenimmunität

Um die Masern auszurotten, muss die Impfquote einen bestimmten Wert überschreiten, damit die Population in ihrer Gesamtheit unempfänglich für das Virus ist. Auch wenn der Schwellenwert gemeinhin zwischen 83 und 94 % liegt, liegen die Schätzungen der WHO für das Erreichen der Herdenimmunität bei mindestens 95 %. Für Deutschland wird geschätzt, dass circa 92 % aller Schulanfänger vollständig durch Impfungen immunisiert wurden. 2011 gab das Ministerium für Arbeit und Sozialordnung, Familie, Frauen und Senioren Baden-Württemberg an, dass 96, 1 % der deutschen Schulanfänger die erste Masernimpfung erhalten hätten. Die zweite Impfung hätten immerhin noch 90, 2 % bekommen. Auch wenn diese Zahlen den empfohlenen Wert der WHO nicht erreichen, ist die große Mehrheit in Deutschland gegen die Masern geimpft. Dennoch ist die Herdenimmunität nicht hergestellt. Dass sie mit 95 % Impfquote erreicht werden würde, bleibt bisher trockene Theorie. Hinzu kommt, dass sich die Population in Deutschland immer wieder verändert und so auch aktive Masernviren jederzeit eingeschleppt werden könnten.

Pharmalobbyisten in der STIKO

Die großangelegten Impfkampagnen werden maßgeblich von Pharmalobbyisten gesteuert, die zugleich Mitglieder in der STIKO sind und somit unmittelbar an den offiziellen Impfempfehlungen mitarbeiten. Bereits vor der medialen Inszenierung der Masern in Berlin war die STIKO in der Kritik von Impfgegnern, weil mehrere ihrer Mitglieder finanzielle Zuwendungen von diversen Pharmaunternehmen erhielten. Wer für ein bestimmtes Unternehmen tätig ist und von diesem gegebenenfalls Geld bekommt, ist nicht mehr unparteiisch und damit auch nicht mehr in der Lage, eine weitgehend objektive Empfehlung auszusprechen.

Nebenwirkungen der Masernimpfung

Die Masern sind eine Kinderkrankheit, für die eine Impfung nicht zwingend notwendig ist. Denn einem Körper mit normalem Immunsystem gelingt in der Regel die Abwehr der Erreger, das Ergebnis ist dann eine lebenslange Immunität. Komplikationen kommen nur in Ausnahmefällen vor. Die SSPE (masernbedingte Gehirnentzündung) ist als Komplikation besonders gefährlich, unter anderem weil sie sich erst Jahre nach der Masernerkrankung zeigt. Doch wie kommt es zu dieser Komplikation? Über die Ursachen herrschen Zweifel, angenommen wird eine Mutation des Masernvirus. Allerdings wird vermutet, dass die Krankheit auch eine Folge der Impfungen sein kann. Normalerweise müsste die Zahl der Masernkomplikationen mit der Zunahme verabreichter Impfungen abnehmen, da die Impfstoffe für eine Immunisierung sorgen sollten. Aber Kinder, die unerkannt die Masern hatten und später geimpft wurden, sollen besonders gefährdet sein, später SSPE zu bekommen. Da diese Kinder durch die unentdeckte Masernerkrankung theoretisch immun geworden sein müssten, stellt sich die Frage, woher die Erreger für das SSPE kamen.

Hinzu kommen die schädlichen Wirkungen weiterer Bestandteile der Impfungen wie Quecksilber, Aluminiumverbindungen oder Formaldehyd. Wenn die Masernimpfung Teil der MMR-Impfung ist, besteht zudem ein erhöhtes Risiko für Autismus. Bereits 1998 wies der englische Arzt Dr. Andrew Wakefield auf diesen Zusammenhang hin. Allerdings wurden seine publizierten Studienergebnisse zurückgezogen und ihm aufgrund „unethischer Forschungsmethoden" ein Berufsverbot ausgesprochen. 2012 publizierten Stephanie Seneff, Robert Davidson und Jingjing Liu die Studie „Empirical Data Confirm Autism Symptoms Related to Aluminum and Acetaminophen Exposure". In ihrem Fazit stellen sie fest, dass sie eine starke Korrelation zwischen der MMR-Impfung und Autismus beobachtet hätten. Die Impfung ist jedoch nicht als direkter Auslöser für Autismus zu verstehen. Für die Entwicklung von Krankheitsbildern bedarf es immer mehrere Bedingungen, die in ihren Wechselwirkungen eine bestimmte Krankheit hervorbringen. Im Zusammenhang mit der MMR-Impfung und Autismus könnte der Knackpunkt bei den fiebersenkenden Medikamenten liegen, die den Kindern nach der Impfung verabreicht werden, sollten diese unter Fieber leiden. Der Wirkstoff Acetaminophen, der dem Paracetamol ähnelt, kann bei empfindlichen Kindern zu autistischen Symptomen führen. Eine norwegische Studie[23] sieht bei der Langzeiteinnahme von Paracetamol in der Schwangerschaft ein erhöhtes Risiko für Entwicklungsverzögerungen im frühen Kindesalter.

In der Hochphase der Diskussion um die Masern in Berlin und die Bedeutung der Masernimpfung führten die Impfkritiker noch viele weitere Gründe gegen das Impfen an. Dabei zeigte sich, dass die öffentliche Diskussion nicht auf medizinische Argumente begrenzt blieb. Politische, wirtschaftliche, finanzielle, soziale, kulturelle und historische Argumente wurden hinzugezogen, um die jeweiligen Meinungen festigen zu können. Dies verdeutlicht, wie komplex das Thema „Impfen" ist und dass die Impfkritiker nicht einfach als unverantwortliche Verschwörungstheoretiker oder Pessimisten abgetan werden können.

23 [hil] 2013, www.aerzteblatt.de, Link im Quellenverzeichnis.

6. Impfkritik und Impfgegner – ein alter Streit mit neuen Argumenten

Die Impfkritik gibt es so lange wie das Impfen selbst. Schon im 19. Jahrhundert gab es Ärzte, die nicht nur die Wirksamkeit der Impfungen infrage gestellt haben, sondern auch auf die Nebenwirkungen hinwiesen und Impfungen für eine Fülle schwerer Krankheiten verantwortlich machten. Einige schriftliche Quellen sind online[24] einsehbar. Die gegenwärtige Impfkritik ist keine homogene Bewegung, sondern vereint unterschiedliche medizinische Richtungen und Weltsichten. So erfolgt Impfkritik nicht selten aus Sicht der anthroposophischen Medizin, der Homöopathie, aber auch aus Sicht der Schulmedizin. Neben den medizinischen Aspekten, die gegen eine Impfung sprechen, wird vor allem der kommerzielle Aspekt kritisiert. Impfen ist nämlich eingebunden in pharmazeutische und industrielle Prozesse. Dass Pharmaunternehmen davon profitieren, wenn sich die große Mehrheit einer Bevölkerung impfen lässt, steht außer Frage. Und gibt es ein besseres Geschäftsmodell, als mit Angst und Panik für die eigenen Impfstoffe zu werben?

Als gesichert gilt auch, dass Lobbyisten ihren Einfluss nutzen, um die Politik zu bestimmen. Auch das ist ein Vorwurf der Impfkritiker: Die Pharmalobby sei inzwischen so mächtig, dass sie in der Lage sei, strukturelle Veränderungen im Gesundheitsbereich durch die Politik zu stoppen oder zu ihren Gunsten zu verändern. In einem Interview im Rahmen der ZDF-Sendung *„Das Pharmakartell – Wie wir als Patienten betrogen werden"* (2008) bestätigt der ehemalige Bundesgesundheitsminister Horst Seehofer die Machtlosigkeit der Politik gegenüber der Pharmalobby. Der

24 Tolzin 2015, www.impfkritik.de, siehe Quellenverzeichnis.

Würzburger Kriminalhauptkommissar Uwe Dolata sagt im selben Film: „Wenn man sich die Methoden betrachtet, mit denen die Pharmaindustrie die Entscheidungsträger unter Druck setzt, so gehören die eigentlich in die mafiösen Strukturen." Wie fatal wäre dann ein Impfzwang, gründete er ausschließlich auf den Interessen der Pharmaindustrie.

6.1 Vom Recht auf körperliche Unversehrtheit

In der Debatte um Impfzwang bzw. Impfpflicht verweisen die Kritiker auf das Grundrecht der körperlichen Unversehrtheit. Ein medizinischer Eingriff ohne Zustimmung der Patienten erfüllt den Tatbestand der Körperverletzung. Demnach seien auch Impfungen, wenn sie ohne Einwilligung des Einzelnen erfolgen, Körperverletzungen und nicht mit den Menschenrechten oder dem Grundgesetz der BRD vereinbar. Die Körperverletzung ist in § 223 StGB geregelt – die Einwilligung zur Körperverletzung in § 228 StGB. Körperverletzung ist demnach eine Straftat, auch der Versuch ist bereits strafrechtlich relevant. Willigt die verletzte Person ein und erlaubt die Körperverletzung, so ist diese nur bei Verstoß gegen die guten Sitten strafbar. In einem Schreiben des Bundesfamilienministeriums an die Initiative *„Eltern für Impfaufklärung"* in Dresden heißt es:

> *„Schutzimpfungen sind in Deutschland grundsätzlich freiwillig. Impfungen stellen einen Eingriff in die körperliche Unversehrtheit im Sinne des Artikels 2 Grundgesetz dar, zu dem der Geimpfte bzw. seine Erziehungs- oder Sorgeberechtigten vorher die Zustimmung erteilen müssen."*[25]

25 Bundesministerium für Familie, Senioren, Frauen und Jugend 2005, www.impfkritik.de, Link siehe Quellenverzeichnis.

Somit darf niemand zur Impfung gezwungen werden. Denn Impfen ist durch das bewusste Injizieren von Krankheitserregern, Nervengiften und allergenen Stoffen in einen gesunden Organismus eine Körperverletzung. Diese kann nur legitim sein, wenn größere Gefahren durch sie abgewendet werden können. Doch genau das zweifeln die Kritiker an.

6.2 Zweifel an der Wirksamkeit

Die Zweifel an der Wirksamkeit von Impfungen richten sich zum einen gegen die Wirkungsnachweise und zum anderen gegen die Wirksamkeit selbst. Logisch falsche Schlüsse, falsche theoretische Grundlagen, unsachliche Auswertungen und gezielte Fälschungen sind nur einige der Kritikpunkte.

Zweifel an den Nachweisen

Die Nachweise zur Wirksamkeit von Impfstoffen werden bereits während der Herstellungs- und Zulassungsphase erbracht. Allerdings wird vorrangig mit Laborwerten gearbeitet – und Laborwerte sind lediglich ein Abbild der Wirklichkeit, jedoch nicht die Wirklichkeit selbst.

Der Antikörpertiter als mangelhafter Beweis
Ein Impfstoff gilt dann als wirksam, wenn nach dem Injizieren eine bestimmte Konzentration von Antikörpern gegen den Erreger im Blut gemessen wird. Dieser sogenannte Antikörpertiter gilt als ein Beleg für eine vorhandene Immunität. Jedoch ist längst bekannt, dass der Antikörpertiter kein eindeutiger Beweis für Immunität ist. Er ist ein Ersatzwert. Es gibt zum Beispiel auch Menschen, die immun sind, obwohl sie keinen messbaren Antikörpertiter besitzen. Dies

liegt daran, dass das Immunsystem aus mehreren Untersystemen besteht; also nicht nur aus den Antikörpern. Umgekehrt schützen vorhandene Antikörper nicht immer vor einer Erkrankung, was zum Beispiel bei Tetanus zu beobachten ist. 2001 wurde das Verfahren, mit Ersatzwerten bei der Impfstoffzulassung zu rechnen, im *arznei-telegramm* kritisiert. In der Ausgabe 04/2001 heißt es:

> *„Auch durch Impfstoffe hervorgerufene Titeranstiege sind unzuverlässige Ersatzkriterien für die Wirksamkeit. Welchen Nutzen oder Schaden der Impfling zu erwarten hat, lässt sich aus solchen Befunden nicht ableiten. Die Zulassungsbehörden sind gefordert, ihre Anforderungen zu überprüfen."*

Das Robert Koch-Institut gab gegenüber dem Impfkritiker Hans Tolzin im Jahr 2005 an, dass der Antikörpertiter keine hinreichende Größe sei, mit der über die Immunität von Patienten etwas gesagt werden könnte.[26] Doch wo lässt sich dann ein Wirksamkeitsnachweis finden?

Fragwürdige historische Vergleiche

Das Robert Koch-Institut geht auf die These „Die Wirksamkeit von Impfungen wurde niemals belegt" auf seiner Website nur vage ein und nennt keine relevanten Methoden der Wirksamkeitsmessung. Es wird auf die wissenschaftlichen Belege der Impfhersteller verwiesen, die auf EU-Ebene geprüft werden würden. An der gleichen Stelle wird mit einem historischen Vergleich argumentiert: die Einführung der Impfung gegen Kinderlähmung zu Beginn der 1960er Jahre. So heißt es:

> *„Während in der Bundesrepublik im Jahr 1961 noch fast 4700 Kinder an Kinderlähmung (Poliomyelitis) erkrankten, waren es im Jahr 1965 bereits weniger als 50 Kinder. Nach diesem Erfolg*

26 Tolzin 2013, www.impfkritik.de, Link siehe Quellenverzeichnis.

hat es in Deutschland keine Häufung von Polioerkrankungen mehr gegeben (...).".

Bei diesem Vergleich werden zwei Faktoren in ein Ursache-Wirkungs-Verhältnis (Faktor A: Impfung, Faktor B: Anzahl der Neuerkrankungen) gesetzt, wobei unklar ist, ob und inwieweit noch weitere bestimmende Faktoren zur Reduzierung der Neuerkrankungen beigetragen haben könnten. Der Nachweis zur Wirksamkeit beläuft sich auf einen knappen Längsschnittvergleich zwischen der Zeit vor einer massenweisen Impfung und danach. Auch wenn es augenscheinlich sinnvoll erscheint, nichtgeimpfte und geimpfte Menschen anhand der Krankheitshäufigkeit zu vergleichen, sollte doch das gesamte Bild berücksichtigt werden. Statt nur zu beobachten, ob eine spezielle Krankheit ausbricht oder nicht, sollte der gesamte Gesundheitszustand über einen längeren Zeitraum beobachtet werden, um wenigstens ein Abwägen von Nutzen und Risiko zu ermöglichen.

Fehlende oder falsche Daten

Es gibt nur sehr wenige direkte Vergleiche zwischen geimpften und nichtgeimpften Probanden aus einer Population über einen längeren Zeitraum hinweg, was gerade zur Erfassung von Nebenwirkungen wichtig wäre. Darüber hinaus gibt es nur wenige unabhängige Studien zu Impfungen. Fast alle Impfstudien werden von den Impfstoffherstellern finanziert und sind damit keine unabhängigen Studien. Im Gegenteil: Die Impfstoffhersteller haben ein Interesse daran, dass das eigene Produkt zugelassen wird. Falsche Daten werden nicht nur erhoben, sondern auch publiziert. Der Kinderarzt und Homöopath Dr. Martin Hirte sprach von „industrieller Umarmung", als das Buch „*Impfreaktionen*" von Ute Quast, Waltraud Thilo und Reinhard Fescharek kostenlos an Arztpraxen verteilt wurde. Verantwortlich für diese Aktion war die Firma Chiron Behring. Hirte weiter: „In diesem Buch werden Impfreaktionen heruntergespielt, unerwähnt gelassen oder abgestritten."

Daten aus Längsschnittvergleichen fehlen, weil es den Impfstoffherstellern vor allem um die Zulassung des Impfstoffs geht. Das heißt: Wurde ein Wirkstoff zugelassen, sind die langfristigen Wirkungen für sie nicht mehr wichtig. Komplikationen werden zwar gemeldet, aber umfassende Studien mit langen Nachbeobachtungszeiten gibt es so gut wie gar nicht. Martin Hirte stellt fest: „Die Mehrzahl der Studien kommt bei Beobachtungszeiten von bis zu drei Tagen nach der Impfung bereits zu dem Schluss, der jeweilige Impfstoff sei gut verträglich.“ Bei solch kurzen Beobachtungszeiträumen fehlt die Zeit zur Erfassung von langfristigen Veränderungen im Organismus, die Folgen der Impfung sein könnten. Doch neben solchen methodischen Fehlern gibt es auch Statistiken, die gefälscht sind.

Statistiken – das Spiel mit den Zahlen

Die Studien für Impfstoffe sollen Sicherheit und eine gelungene Immunisierung garantieren. Dafür muss die Wirkung überwacht werden. Doch wer überwacht die Überwacher? Und wer könnte die Überwacher der Überwacher bewachen? Ganz im Sinne des Mottos „Traue keiner Statistik, die du nicht selbst gefälscht hast“ muss es beim Impfdiskurs heißen: „Traue keiner Quelle, die du nicht selbst gefälscht hast.“ Denn da es nach den Zulassungsstudien nur selten zu umfassenden klinischen Studien kommt, wird meist auf bereits vorhandene Quellen zurückgegriffen. Die Forscher werten Krankenakten oder Unterlagen der Gesundheitsämter aus. Hier besteht zum einen das Problem einer potenziell hohen Dunkelziffer, denn nicht jeder Kranke geht zum Arzt oder zum Gesundheitsamt. Zum anderen besteht die Möglichkeit der Manipulation, weil meist kein persönlicher Kontakt zum Einzelfall aufgenommen wird und die Akten – salopp formuliert – je nach Bedarf auch mal verschwinden können.

Anfang der 1990er Jahre beispielsweise wurde eine Studie zur Keuchhustenimpfung durchgeführt. Bei 635.000 geimpften

Kindern wurde kein einziger Krampfanfall registriert. Statistisch gesehen wären jedoch mindestens 19 Krampfanfälle zu erwarten gewesen. Registrierte Impfschäden wurden aus der Studie jedoch herausgerechnet.[27] Martin Hirte verweist auf einen weiteren Fall von Manipulation: Dem Wissenschaftler T. M. Pollock konnte nachgewiesen werden, dass er seine Studie zu Krämpfen nach der Impfung gegen Keuchhusten noch vor der Veröffentlichung von seinem ehemaligen Arbeitgeber, der Pharmafirma Wellcome, hat durchsehen lassen.[28]

Zweifel an der Wirksamkeit

Wenn die Nachweise zur Wirksamkeit entweder mangelhaft, zu theoretisch oder verfälscht sind, bleibt die Frage, ob Impfungen überhaupt wirksam sind? Wenn ja: Wie will man dies belegen, wenn die methodischen Ansätze nur unzureichend sind? Das Grundprinzip der Schutzimpfung, nämlich eine Immunisierung durch getötete oder abgeschwächte Erreger, klingt plausibel – ebenso der Hinweis auf den starken Rückgang der Infektionskrankheiten seit Einführung der Impfung. Doch ein Restzweifel bleibt: Was, wenn die Grundannahme falsch ist? Was, wenn Krankheiten gar nicht durch Keime ausgelöst werden oder nur bedingt? Jeder Versuch, die Wirksamkeit einer Impfung nachzuweisen, wäre zum Scheitern verurteilt, wäre diese Grundannahme der Schulmedizin falsch. Dass Medizinmodelle nicht immer richtig sind, hat die Geschichte zur Genüge gezeigt. Der Glaube, Krankheiten seien die Folge strafender Götter oder böser Dämonen gilt als hinfällig, ebenso die antike Viersäftelehre oder gegenwärtige außerschulmedizinische Modelle, in denen wissenschaftlich nicht nachweisbare Phänomene die Grundlage des Menschen- und Gesundheitsmo-

27 Hirte 2008, o. S.

28 Ebd.

dells sind. Vielleicht gilt die Keimtheorie in einigen Jahren auch als überholt oder als antikes Glaubenskonstrukt? Erkenntnisse und Einsichten haben sich im Verlauf der Zeit immer wieder verändert.

Die Keimtheorie als Grundlage von Impfungen

Die Zellularpathologie und Mikrobiologie sind seit dem 19. Jahrhundert zwei wesentliche Grundpfeiler der Schulmedizin. Vor allem in der Mikrobiologie ist der Ausgangspunkt zur Begründung der Wirksamkeit von Impfstoffen zu finden, nämlich in der Annahme, dass Mikroorganismen wie Pilze, Bakterien oder Viren die Auslöser von Erkrankungen sind. Deshalb wird gezielt gegen diese Auslöser vorgegangen. Antikörper sollen gegen sie immun machen, doch die Immunabwehr besteht aus weit mehr als nur Antikörpern. Mindestens genauso wichtig ist das Milieu, in denen die Mikroorganismen leben. Auf den Menschen übertragen heißt das: Je schlechter die allgemeine Verfassung, desto besser können sich die Mikroorganismen verbreiten. Je vitaler ein Mensch ist, desto schwerer fällt es den Bakterien oder Viren, Schaden anzurichten. Denken Sie nur an die jährlichen Erkältungswellen: Es gibt Menschen, die jedes Jahr von Erkältungen erfasst werden, und es gibt Menschen, an denen ziehen die Erkältungswellen vorbei. Damit können zwar die Mikroorganismen als Auslöser von Krankheiten benannt werden, aber sie sind nicht die einzige Ursache. Denn erst wenn sie auf einen geeigneten Nährboden fallen, können sie ihre Wirkungen entfalten. Für das Impfen heißt das: Statt mit Kanonen auf Spatzen zu schießen, wäre es sinnvoller, den Lebenswandel der Menschen zu reflektieren, um ihnen zu Vitalität und Widerstandsfähigkeit zu verhelfen. Es muss also umgekehrt gedacht werden: Die Bakterien oder Viren sind nicht die Auslöser von Krankheiten bzw. von einem geschwächten Körper, sondern sie sind bereits die Folge.

Die Infektionstheorie ad absurdum geführt

Das führt zu der Frage, wie die Theorie der Krankheitsinfektionen zu bewerten ist. Lanka & Krafeld geben in ihrem Buch *„Impfen – Völkermord im dritten Jahrtausend"* (2003) das Folgende zu bedenken: Wenn Mikroben und Krankheiten zusammen auftreten, „ist zu prüfen, ob die Krankheit die Ursache für das gehäufte Auftreten der Mikrobe ist oder ob die Mikrobe die Ursache für die Krankheit ist". Seit Beginn der Keimtheorie gilt es als medizinisches Dogma, die Keime als Krankheitsauslöser zu verstehen. Aus diesem Grund haben sich die medizinische Forschung und Praxis vorwiegend darauf konzentriert, unter anderem Bakterien oder Viren zu identifizieren und unschädlich zu machen.

Doch dieses Modell wackelt: Spätestens seit der Entdeckung der Darmflora gilt es als anerkannt, dass der Körper eine Vielzahl von Mikroorganismen für seine Gesundheit benötigt. Es gibt also „gute" und „schlechte" Mikroorganismen. Die Grundlage für das Impfen ist die Annahme, dass sich die krankheitsübertragenden Organismen in ihrer Existenz nicht verändern würden. Denn nur dann kann eine Impfung effektiv gegen einen ganz bestimmten Erreger schützen. Er muss so bleiben, wie er ist, damit die Antikörper zu den Antigenen passen. Verändert sich der Erreger, sind die gebildeten Antikörper nutzlos. Genau da setzt die Impfkritik an – und zwar seit Pasteurs Errungenschaften im 19. Jahrhundert: Die Mikroorganismen würden sich sehr wohl ändern und eine Einteilung in strikte Gattungsformen unmöglich machen. Diese Sichtweise wird Pleomorphismus genannt. Hier wird die Annahme vertreten, dass sich Zellen, Bakterien und Viren ineinander umwandeln und so auch ihre Erscheinungsformen verändern würden. Aus der heutigen wissenschaftlichen Sicht wird dieses biologische Modell jedoch abgelehnt. Dass die Erde eine Kugel ist, wurde jedoch auch lange Zeit abgelehnt.

Die Infektionstheorie wäre hinfällig, wenn der Pleomorphismus ein anerkanntes Paradigma wäre, denn dann würde eine Infektion nicht als Ursache von Krankheiten gelten, sondern als Folge bereits vorhandener Störungen. So wäre dann auch eine Impfung als das falsche Mittel der Wahl zu bewerten, wenn mit ihr der Versuch unternommen wird, Infektionen aufzuhalten. Man würde so nämlich nur ein Symptom, sicher aber nicht die Ursache des Problems behandeln. Dass die Infektionshypothese aufrechterhalten werden kann, geht darauf zurück, dass Bakterien und Viren als unveränderlich gelten.

6.3 Negative Langzeitfolgen

Die Gegner von Impfungen kritisieren nicht nur die mangelhaften Nachweise der Impfwirkungen oder das zugrunde liegende Paradigma der Mikrobiologie. Sie verweisen auch auf die fatalen Nebenwirkungen von Impfungen, die sich teilweise erst Jahre nach der Impfung zeigen. Allerdings sei gesagt, dass etwa der Versuch, eine geistige Behinderung auf eine mehrere Jahre zurückliegende Impfung zurückzuführen, genauso willkürlich erscheinen mag wie der Versuch, das Nichtausbrechen einer Krankheit auf eine länger zurückliegende Impfung zurückzuführen. In beiden Fällen werden zwei Faktoren in einen kausalen Zusammenhang gesetzt, ohne ausreichende Beweise dafür präsentieren zu können. Dass die Impfschäden trotz der brüchigen Argumentationsversuche von großer Bedeutung sind, zeigen Vertuschungs- oder Abmilderungsstrategien der Impfstoffhersteller. Wären Impfungen wirklich so sicher, bräuchte man sich dieser Methoden nicht nutzbar machen. Dennoch kommt es vor, dass über Risiken und Nebenwirkungen hinweggetäuscht wird.

Mangelhafte Datenlange

Nebenwirkungen von Impfungen werden entweder im Rahmen von klinischen Studien vor der Zulassung ermittelt oder sie werden nach der Markteinführung durch ein Meldesystem registriert. Weil die Zulassungsstudien von ihrem Forschungsdesign her beschränkt sind, können nicht alle Nebenwirkungen erfasst werden. Gerade schwere oder erst nach einem längeren Zeitraum auftretende Nebenwirkungen, die nur zu einem sehr kleinen Prozentsatz vorkommen, können nicht ausgemacht werden, weil nie genügend Probanden über einen längeren Zeitraum beobachtet werden. Auch aus einer Studie ausgeschiedene Testpersonen werden nicht weiter beobachtet, so dass eventuelle Komplikationen nicht erfasst werden können.

Methodische Grenzen

Dass nicht alle Nebenwirkungen erfasst werden, muss keine böswillige Absicht sein. Oftmals reichen die Studien nicht aus, um Nebenwirkungen zu erkennen. Sogar bei größer angelegten Forschungen mit bis zu 20.000 Probanden bleiben Nebenwirkungen unentdeckt, die seltener als 1:3000 vorkommen. Der Bundesverband der Pharmazeutischen Industrie e. V. schreibt hierzu:

> *„Nebenwirkungsdaten, die im Rahmen von klinischen Prüfungen (…) gewonnen werden, sind für die alltägliche Praxis wenig repräsentativ. (…) Infolgedessen können seltene Nebenwirkungen oder Nebenwirkungen, die zum Beispiel nur bei bestimmten Begleiterkrankungen oder bei gleichzeitiger Gabe bestimmter anderer Medikamente auftreten, in den klinischen Prüfungen nicht immer erkannt werden. Die Überwachung von Arzneimitteln unter Alltagsbedingungen, d. h. nach der Zulassung, ist von größter Bedeutung (…).“*[29]

29 Bundesverband der Pharmazeutischen Industrie e. V. 2014, www.bpi.de, Link im Quellenverzeichnis.

Bei klinischen Studien bleibt also stets ein Restrisiko von unbekannten Nebenwirkungen. Nach der Zulassung von Medikamenten sei die Überwachung besonders wichtig, stellt der Pharmaverband fest. Für Impfstoffe gibt es jedoch so gut wie keine Überwachungen nach der Markteinführung. Das Paul-Ehrlich-Institut, welches in Deutschland die Impfstoffe überwacht, antwortete dem Impfkritiker Hans Tolzin auf seine Frage nach relevanten Nachmarktstudien: „Ihre Frage, ob es für jeden in Deutschland zugelassenen Impfstoff mindestens eine Post-Marketing-Studie gibt, kann vom Paul-Ehrlich-Institut nicht abschließend beantwortet werden." Zwar wurden Herrn Tolzin mehrere Quellen genannt, jedoch hätte er diese eigenständig auswerten müssen. So stellt er fest: „Offenbar gibt es niemanden in der zuständigen Behörde, der solche Nachmarktstudien systematisch und konsequent auswertet. Somit ist der Wissensstand über die Impfstoffsicherheit auf der Ebene der (unzulänglichen) Zulassungsstudien gewissermaßen eingefroren."[30]

Pseudo-Placebos bei Zulassungsstudien

Damit bestimmte Nebenwirkungen einem bestimmten Impfstoff zugeteilt werden können, muss das Studiendesign eine Studiengruppe enthalten, die den Impfstoff verabreicht bekommt, und eine Kontrollgruppe, die einen Placebostoff erhält. Doch wirkliche Placebos kommen in Zulassungsstudien nur selten zur Anwendung. In der Regel erhält die Kontrollgruppe andere, meist ältere Impfstoffe oder den neuen Impfstoff, aber ohne Wirkstoff (ohne Antigen). Das bedeutet, dass eine tatsächliche Kontrolle mittels wirkungsloser Placebos gar nicht möglich ist. Sowohl die Studien- als auch die Kontrollgruppen erhalten Substanzen, die in irgendeiner Weise wirken. So kann ein möglicher Zusammenhang zwischen gemeldeten Nebenwirkungen und den Impfstoffen jederzeit geleugnet werden, weil nicht eindeutig

30 Tolzin 2013, www.impfkritik.de, Link im Quellenverzeichnis.

feststellbar ist, ob eine Erkrankung mit dem experimentellen Impfstoff zu tun hat oder nicht. Es fehlen nach wie vor Studien, in denen geimpfte und nicht geimpfte Menschen verglichen werden.

Unzureichende Berichterstattung

Zwar berichten das Paul-Ehrlich-Institut und das Robert Koch-Institut im Bundesgesundheitsblatt immer wieder über Nebenwirkungen bzw. Impfkomplikationen, doch in den Berichten fehlen sämtliche Einzelheiten, mit Hilfe derer ein konkretes Krankheitsbild entwickelt werden kann. Vorrangig werden Statistiken präsentiert. Informationen zu Hintergründen oder möglichen Ursache-Wirkungs-Zusammenhängen fehlen.

Fehlende Transparenz bei der Impfstoffbewertung

Auf eine kleine Anfrage der Fraktion Bündnis90/DIE GRÜNEN hat die Bundesregierung 2006 geantwortet. Es ging um das Thema *„Transparenz von Impfkomplikationen und Verbesserung der Impfstoffsicherheit"*. In der Stellungnahme heißt es:

> *„Dem PEI [Paul-Ehrlich-Institut, Anm. d. A.] stehen somit zur Bewertung der Impfstoffsicherheit neben den Meldungen von Nebenwirkungen bzw. Impfkomplikationen seitens der Fachkreise die Ergebnisse präklinischer Untersuchungen, die Daten aus klinischen Studien vor und nach der Zulassung, epidemiologische Studien, Fallserien und publizierte Kasuistiken [Fallbeschreibungen von einzelnen Krankheitsverläufen, Anm. d. A.] zur Bewertung der Impfsicherheit zur Verfügung."*

Die Vereinigung Ärzte für individuelle Impfentscheidung e. V. kritisiert, dass solche Daten vielleicht tatsächlich dem PEI zur Verfügung stehen würden, sie aber nicht „zwangsläufig der Öffentlichkeit oder dem Fachpublikum zugänglich gemacht“[31] werden würden. Beispielsweise liegen die Studien zur Zulassung des Impfstoffs Gardasil nur in Form eines Abstracts (einer Zusammenfassung) vor (Stand April 2015). Die ausführlichen Forschungsberichte und Auswertungen fehlen.

Als im Jahr 2005 der Impfstoff Hexavac vom Markt zurückgezogen wurde, wurde der Schritt mit Zweifeln an der Langzeitwirkung der Hepatitis-B-Komponente begründet. Jedoch kam es nie zur Veröffentlichung von klinischen Studien, die diesen Verdacht hätten bestätigen können. 2001 galt der Impfstoff laut PEI noch als sicher und wirksam. Wieso plötzlich diese Umkehr? Es wird vermutet, dass die Marktrücknahme mit einem Anstieg von Todesfällen nach der Impfung im Zusammenhang stand. Negative Langzeitfolgen, worunter selbstverständlich der Tod zählt, wurden im Zulassungsverfahren nur unzureichend publiziert. So hält der Verein Ärzte für individuelle Impfentscheidung e. V. fest:

> *„Aus der Produktbeschreibung von HEXAVAC geht hervor, dass sich nach der Impfung mehrere Atemstillstände ereignet hatten, einer sogar am Tag der Impfung, keiner jedoch wurde in den Zulassungsstudien als Impfnebenwirkung gewertet. Von 144 schwerwiegenden unerwünschten Ereignissen hatten die Prüfärzte insgesamt nur drei als impfbezogen beurteilt (…).“*[32]

Langzeitfolgen

Welche Langzeitfolgen genau möglich sind, ist unbekannt. Die Vielzahl an Zusatzstoffen sowie die Wirkstoffe der Impfungen

31 Ärzte für individuelle Impfentscheidung e. V. 2015, www.individuelle-impfendscheidung.de, Link im Quellenverzeichnis.

32 Ärzte für individuelle Impfentscheidung e. V. 2015, www.individuelle-impfendscheidung.de, Link im Quellenverzeichnis.

gelten nach herrschender Meinung weitgehend als ungefährlich. Dennoch können sie Nebenwirkungen provozieren, weil sie direkt auf den Körper einwirken und alles, was eine Wirkung hat, enthält auch das Potential von Nebenwirkungen. Über das Risiko und mögliche Kausalitäten lässt sich jedoch mangels Forschungsarbeiten nicht viel sagen. Die Impfschadensdatenbank[33] von Andreas Bachmair enthält viele verschiedene Meldungen über langfristige Impfschäden. Und auch der Verein Ärzte für individuelle Impfentscheidungen e. V. weist auf die Gefahren hin: „Labor- und Tierversuche zeigen, dass Aluminium in Konzentrationen, wie sie Impfstoffe enthalten, zu Nervenwachstumsstörungen und Zelluntergang von Nervenzellen sowie neurologischen Funktionsstörungen führen kann (…).“[34]

Meldesysteme

Doch wie kann über Langzeitfolgen gesprochen werden, wenn diese nur wie ein Phantom umhergeistern und die einen meinen, sie gefunden zu haben, und die anderen glauben, es gäbe sie überhaupt nicht? Um die Langzeitfolgen zu erfassen, gibt es in Deutschland ein Meldesystem und eine Meldepflicht, sollten Impfkomplikationen ausgemacht worden sein. In den USA gibt es das Meldesystem VAERS. Impfärzte können darin kurz- oder langfristige Komplikationen an eine zentrale Stelle melden. Die registrierten Daten sind öffentlich einsehbar.[35] Allerdings sind mit diesem System keine eindeutigen Aussagen möglich, weil das Meldesystem nur für die Registrierung der Meldungen verantwortlich ist. Es werden keine Kausalzusammenhänge ermittelt. Damit stellt sich die Frage, wie sinnvoll solch ein Programm ist, wenn

33 Bachmair 2015, www.impfschaden.info, siehe Quellenverzeichnis.

34 Ärzte für individuelle Impfentscheidung e. V. 2015, www.individuelle-impfendscheidung.de, Link im Quellenverzeichnis.

35 VAERS 2015, www.vaers.hhs.gov, Link im Quellenverzeichnis.

die Meldungen willkürlich aufgenommen und letztlich gar keine Aussagen getroffen werden.

In Deutschland besteht seit 2001 die Meldepflicht für Impfkomplikationen. Auch diese ist mehr als fraglich, um mit ihr klare Aussagen über Impfschäden zu gewinnen. Im Internet stellt die Arzneimittelkommission der deutschen Ärzteschaft einen Meldebogen[36] für Verdachtsfälle einer Impfkomplikation zur Verfügung. Die Meldung bleibt jedoch Ärzten oder Angehörigen anderer Gesundheitsberufe vorbehalten. Dieses Meldesystem weist große Schwächen auf, welche am besten im Vergleich zum amerikanischen System sichtbar werden. Dem VAERS werden deutlich mehr Meldungen zugebracht als dem Paul-Ehrlich-Institut in Deutschland. Martin Hirte führt hierzu ein personelles Problem der deutschen Ärzte an: die schlechte Meldemoral. Demnach hätten nicht einmal vier Prozent aller Ärzte jemals eine Nebenwirkung von Medikamenten angezeigt. So wird die Erfassungsquote für Nebenwirkungen im Allgemeinen auf lediglich fünf bis zehn Prozent geschätzt.

Wahrscheinliche oder gesicherte Langzeitfolgen im Überblick

Die folgenden Ausführungen sind eine verkürzte Darstellung der Ausarbeitungen von Dr. Martin Hirte. Er führt neben den akuten Nebenwirkungen auch längerfristige Folgen auf, dazu gehören allergische Erkrankungen wie Asthma, Nahrungsmittelunverträglichkeiten oder Hautleiden, allgemeine Immunschwäche mit besonderer Neigung zur Infektanfälligkeit, Epilepsie, Hirnschäden, Autoimmunerkrankungen, rheumatische Schäden, Darmstörungen, Diabetes, Muskelentzündungen und neurologische Krankheiten wie Autismus, Schäden an peripheren Nerven, Multiple Sklerose oder das Guillain-Barré-Syndrom (dabei han-

36 Paul-Ehrlich-Institut (o. J.), www.akdae.de, Link im Quellenverzeichnis.

delt es sich um ein neurologisches Krankheitsbild). Je näher der Ausbruch dieser Erkrankungen am Impfzeitpunkt liegt, desto eher liegt ein zeitlicher Zusammenhang vor und man kann auf Impfschäden schließen. Doch auch die chronischen, erst später spürbaren Krankheitsmuster können auf die Wirkungen der Impfstoffe zurückgehen, weil die Impfungen keine authentische Infektion ersetzen, sondern unter Umgehung der Schleimhäute das Immunsystem aktivieren. Dies sorgt für eine im weiten Sinne unnatürliche Reaktion des Körpers.

6.4 Interessen der Pharmaindustrie

Dass Impfreaktionen und auch eventuelle Nebenwirkungen mit langfristigen Negativeffekten in Kauf genommen werden, wird seitens der Kritiker mit den kommerziellen Interessen der Pharmaindustrie erklärt. Dabei muss zwischen zwei Formen unterschieden werden. Zum einen liegen die kommerziellen Interessen in bestimmten Unternehmen und zum anderen gibt es Motive von Einzelpersonen. Die Pharmalobby gilt über das Impfen hinaus als mächtig und skrupellos. Verschiedene Reportagen und Berichte wie zum Beispiel *„Das Pharma-Kartell – Wie wir als Patienten betrogen werden"* (im Rahmen der ZDF-Sendung Frontal21, gesendet 2008) geben unterschiedliche Einblicke in die Machenschaften der Pharmaindustrie, genauso Bücher wie das von Ben Goldacre geschriebene Buch *„Die Pharma-Lüge. Wie Arzneimittelkonzerne Ärzte irreführen und Patienten schädigen"* (2013) oder das von Peter Gøtzsche verfasste Werk *„Tödliche Medizin und organisierte Kriminalität. Wie die Pharmaindustrie unser Gesundheitswesen korrumpiert"* (2014). Manipulations- und Repressionsmaßnahmen scheinen demnach zum Alltag der Pharmalobby zu gehören. Beim Impfen wird dies einmal mehr deutlich.

„Wes Brot ich ess, des Lied ich sing"

Es gehört leider zu den längsten Traditionen menschlicher Verhaltensweisen, sich dem zu unterwerfen, von dem man sich wirtschaftlich oder machtpolitisch abhängig fühlt. Früher gab es das klassische Herrscher-Untertanen-Verhältnis mit dem klaren Primat der Politik, heutzutage sind die Umstände anders: Die Politik hat ihre alleinige Vormachtstellung verloren und muss sich mit Vertretern der nichtpolitische Bereiche der Gesellschaft absprechen. Je mächtiger bestimmte Systeme in diesen Bereichen sind, desto größer ist der direkte Einfluss auf die Politik. So verhält es sich auch in der Wissenschaft und Forschung: Viele Forschungsgelder werden von Pharmakonzernen bereitgestellt, damit sichern sie den Wissenschaftlern deren Existenz. Dass diese im Gegenzug den jeweiligen Konzernen besonders freundlich gesinnt sind, scheint sich von selbst zu erklären. Doch auch andere Formen der Beeinflussung sind nicht unüblich.

Sponsoring und das Problem der Subjektivität

Soll für ein Medikament oder einen Impfstoff eine klinische Studie durchgeführt werden, so sponsert der Impfstoffhersteller die Studie. Damit ist er für den organisatorischen Ablauf verantwortlich. Doch bewusst oder unbewusst geschieht weitaus mehr: „Bei der Beurteilung eines Arzneimittels führen Angaben aus publizierten Studien, die von pharmazeutischen Unternehmen finanziert wurden, häufig zu einem verzerrten Bild. Dies wird nicht durch die methodische Qualität der Arzneimittelstudien erklärt."[37] An gleicher Stelle heißt es: „Von pharmazeutischen Unternehmen finanzierte klinische Studien zu Arzneimitteln haben im Vergleich zu Studien, die unabhängig von Pharmafirmen durchgeführt wurden, häufiger ein günstiges Ergebnis für den Wirkstoff des pharmazeutischen Sponsors." Von Pharmaunternehmen initiierte oder

37 Schott et al. 2010, in: *Deutsches Ärzteblatt.*

unterstützte Studien weisen also eine Subjektivität auf, durch die die Studienergebnisse verwässert oder zu Gunsten der Unternehmen ausgewertet werden. Es ist leider immer noch nicht üblich, Studien zu veröffentlichen, die negative oder keine verwertbaren Ergebnisse erbracht haben.

Finanzielle Abhängigkeit der Forschung von Pharma-Geldern

Im Rahmen der Schulmedizin nehmen pharmazeutische Produkte einen wesentlichen Stellenwert ein. Und dass die medizinische Forschung zu sehr großen Teilen von der Pharmaindustrie abhängig ist, scheint unstrittig zu sein. Wenn diese Abhängigkeit aber genutzt wird, um bestimmte Interessen durchzusetzen und sich unlauterer Mittel zu bedienen, geht es nicht mehr nur um moralische Diskussionen, sondern um Gefahren für Leib und Leben der Patienten, denn sie bekommen die vielleicht gefährlichen Medikamente verabreicht. Wird über Medikamente oder Wirkstoffe in größeren Fachzeitschriften publiziert, ist es nicht selten, dass die Autoren, meistens Ärzte, dabei vorrangig eigene finanzielle Interessen wahrnehmen. So ist es gut möglich, dass sie Patentrechte am Forschungsobjekt haben oder Teilhaber an Pharmafirmen sind. Bereits 1999, so Martin Hirte, stellte der Spiegel fest, dass Forschungsergebnisse, die nicht im Einklang mit den Vorstellungen der Sponsoren stehen, nur selten publiziert werden. Dies zeigt, dass die Kritik an den Pharmaunternehmen zweischneidig ist: Zum einen ist es natürlich nicht akzeptabel, wenn Studien gezielt gefälscht oder Forscher manipuliert werden. Zum anderen sind die Wissenschaftler aber nicht verpflichtet, sich auf die Spielregeln der Pharmakonzerne einzulassen. Doch solange Ärzte oder medizinische Forscher ihr Einkommen nicht unabhängig von der Industrie erzielen können, werden sie auch jemandes Lied singen, dessen Brot sie essen.

Die Machtpolitik der Pharmaindustrie

Wenn die wissenschaftliche Forschung, deren Anspruch das Höchstmaß an Objektivität sein sollte, durch subjektive Vorteilsnahme geschwächt wird, sind sämtliche Zulassungsstudien oder weiterführenden Forschungen kritisch zu hinterfragen. Es geht hier also weniger um die Forschungsergebnisse als solche, sondern vielmehr um den Kontext, in dem die Studien verortet sind: Sponsoren, Forschungsdesign, Hintergrundinformationen zu den Verantwortlichen, Verlauf, Auswertungen und Gegendarstellungen sollten genauestens geprüft werden. Doch damit besteht noch immer keine Garantie, dass die Authentizität der Ergebnisse nun überprüft ist. Die Sponsoren können nämlich Rechte an den Studienergebnissen geltend machen oder die Mitarbeiter zur Verschwiegenheit verpflichten.

Nicht nur ein Apfel ist faul, sondern der ganze Korb

Ein kalifornischer Kliniker, der für 42 Pharmahersteller 170 Studien durchgeführt hat, sagte im Zusammenhang seiner Anklage wegen Wissenschaftsfälschung: „Wer als Forscher Karriere machen will, muss fälschen." (*arznei-telegramm* 1999). Dass er mit dieser Einstellung gar kein Forscher mehr ist, sondern schlicht ein Fälscher, scheint er übersehen zu haben. Wer als Forscher Karriere machen will, sollte forschen. Dazu gehört das Streben nach weitgehend objektiver Erkenntnis. Doch solange Ärzte oder Wissenschaftler in dem gegenwärtigen System persönlichen Erfolg haben wollen, sind sie Marionetten der Pharmakonzerne, die ihre Produkte auf den Markt bringen und massenhaft verkaufen wollen. Die finanziellen Abhängigkeiten und Einflussnahmen betreffen aber nicht nur einzelne Ärzte oder Forscher, sondern auch ganze Ärzteorganisationen und Ärztezeitschriften. Teilweise werden bis zu 50 % der Einnahmen von Fachzeitschriften über

Werbeanzeigen von Pharmakonzernen erwirtschaftet. Dass diese Werbeanzeigen nicht nur die finanzielle Abhängigkeit der Zeitschriften festigen, sondern auch unbewusste Wirkungen bei den Lesern erzeugen, steht außer Frage. Martin Hirte zitiert in seinem Buch Marc Girard, einen französischen Sachverständigen und Gutachter für medizinische Schadensersatzprozesse:

> *„Im Arzneimittelbereich, in dem der pharmazeutischen Industrie ein Monopol in Entwicklung, Herstellung und Vermarktung garantiert ist, kann man kaum einen ernsthaften Anspruch auf Kompetenz geltend machen, wenn man nicht gleichzeitig eine enge berufliche Verbindung zu Herstellerfirmen erklärt. Die meisten Experten haben (…) eine ganze Reihe beruflicher und finanzieller Verbindungen zu Unternehmen, die ein großes Interesse an Maßnahmen im Gesundheitsbereich wie Impfungen (…) haben … Es ist weithin bekannt, dass die Pharmaindustrie einer der weltweit bedeutendsten ‚hot spots' in der Korruption von Fachleuten ist (…).“*

Hierzu besitzen die Konzerne ein großes Arsenal an Einflussmöglichkeiten: Gelder, Geschäftsverhältnisse, Förderung und Ausbildung von Nachwuchswissenschaftlern, aber auch politischen Einfluss, der zum Beispiel bei Gesetzesveränderungen geltend gemacht werden kann.

Einfluss bis auf die höchsten politischen Ebenen

2010 erschien im Spiegel unter der Überschrift *„Pharmalobby diktiert Gesetzesänderung Nr. 4“* ein Artikel, in welchem dargelegt wird, dass das damals neue Arzneimittelgesetz nur den Pharmaherstellern dienen würde.[38] Bis dahin war es üblich, dass die Hersteller in den Zulassungsstudien zeigen mussten, dass ihre Mittel positiv wirksam und sich die Nebenwirkungen nur in geringen Grenzen halten würden. Theoretische Grundlage war die

38 Grill 2010, www.spiegel.de, Link im Quellenverzeichnis.

Differenzierung zwischen Wirksamkeit und Nutzen. Die Wirksamkeit ist dann gegeben, wenn ein Medikament bestimmte und gezielte (messbare) Veränderungen herbeiführt. Der Nutzen zeigt sich erst langfristig, nämlich dann, wenn die Patienten auf längere Zeit weniger Symptome oder Krankheiten bekommen als ohne das Medikament. Doch dieser Zusammenhang zwischen Wirksamkeit und Nutzen ist nicht immer gegeben. Oftmals haben sich bei den Patienten lediglich die Messwerte verändert. Langfristig leiden sie nach wie vor an den Symptomen oder Krankheitsmustern. Es besteht demnach kein patientenrelevanter Nutzen, obwohl eine Wirksamkeit als erwiesen gilt.

Der Nutzen neuer Medikamente wird gerade von unabhängigen Forschern nur selten gesehen. Viele neue Medikamente wirken zwar im Körper, haben aber gar keine Vorteile gegenüber bereits vorhandenen Medikamenten. Nach dem alten Gesetz konnte der Gemeinsame Bundesausschuss aus Kassen und Ärzten (G-BA) Medikamente, deren Nutzen nicht nachweisbar war, aus den Verordnungen der Kassenleistungen ausschließen. Nach dieser Regelung hatten die Konzerne das Problem, dass die Einführung neuer Medikamente sehr kostspielig war und ein Scheitern durch ihren fehlenden Nutzen einen hohen finanziellen Verlust bedeutet hätte. Also startete die Pharmalobby ihr Unterfangen, solche Einschränkungen zu lösen. Die schwarz-gelbe Bundesregierung veränderte das bis dahin gültige Arzneimittelgesetz in eine Form, in der nicht mehr zwischen Zulassung und Nutzen unterschieden wurde. Kurzum: Mit der Zulassung gilt der Nutzen als gegeben. Um das zu erreichen, gelang es den Lobbyisten, den Gemeinsamen Bundesausschuss zu stoppen und das Gesundheitsministerium als legitimierte Institution einzuschalten. Dieses gilt als manipulierbarer. Es setzte in einer Rechtsverordnung die Kriterien fest, nach denen nur noch der zusätzliche Nutzen neuer Medikamente bewertet werden dürfe. Der *Spiegel*-Autor belegt die Verstrickungen der Pharmalobby wie folgt:

„Vorformuliert hat beide Änderungswünsche eine der bundesweit führenden Pharmakanzleien: Clifford Chance. Sie erarbeitete im August im Auftrag des Verbands forschender Arzneimittelhersteller (VfA) ein Gutachten mit dem sperrigen Titel ‚Stellungnahme zur Bindungswirkung der arzneimittelrechtlichen Zulassungsentscheidung auf die sozialrechtliche Nutzenbewertung', das SPIEGEL ONLINE vorliegt. Dort heißt es unter Punkt fünf: ‚Der Beschluss über die Nutzenbewertung darf nicht den Feststellungen der Zulassungsbehörde (…) widersprechen'.“[39]

Zum Änderungsantrag Nr. 4 bezüglich des Arzneigesetzes hält der Journalist fest: „Dort heißt es in großer Ähnlichkeit zu dem VfA-Papier von Clifford Chance, der Gemeinsame Bundesausschuss dürfe den ‚medizinischen Nutzen eines Arzneimittels nicht abweichend von der Beurteilung der Zulassungsbehörde bewerten'.“ Nach der Gesetzesaktualisierung kann der G-BA „die Verordnung von Arzneimitteln einschränken oder ausschließen, wenn die Unzweckmäßigkeit erwiesen“ ist.

Das bedeutet, dass der Nicht-Nutzen eines Medikaments bewiesen werden müsste, damit ein Medikament von der Verordnung ausgeschlossen werden kann. Doch dies ist rein logisch überhaupt nicht möglich. Etwas, das es nicht gibt, kann man weder fassen noch beweisen. Sie können nicht beweisen, dass es keinen blauen Elefanten gibt. Umgekehrt könnten Sie sagen, dass es keine Beweise für seine Existenz gibt, aber für seine Nicht-Existenz sind solche Aussagen unmöglich. Damit können die Pharmaunternehmen ihre Medikamente relativ problemlos auf den Markt bringen und dort halten, denn der Beweis gegen das Medikament muss nun in umgekehrter Weise erfolgen. Der § 92 SGB V regelt die Grenzen und Möglichkeiten des Gemeinsamen Bundesausschusses. Auch wenn es in § 92 (1) heißt, dass die Unzweckmäßigkeit bewiesen

39 Grill 2010, www.spiegel.de, Link im Quellenverzeichnis.

werden müsste, besteht noch immer die Möglichkeit, die Verordnung von Medikamenten einzuschränken, wenn diese mit anderen Arzneimitteln verglichen werden und sich herausstellt, dass sie im Vergleich in den messbaren Wirkungen (Diagnostik, Therapie oder Wirtschaftlichkeit) schlechter abschneiden.

Pharmaindustrie, Impfkampagnen und die STIKO

Die STIKO war schon öfters in der Kritik, weil die Mehrzahl der Teilnehmer keine neutrale Position gegenüber den Impfstoffherstellern bezieht, sondern in verschiedenen Beziehungen finanzielle Beziehungen zu Pharmakonzernen pflegt. So gehört die Forderung nach finanzieller Unabhängigkeit der STIKO-Mitglieder neben der Forderung nach mehr Transparenz in ihrer Arbeitsweise und dem Informieren über Nebentätigkeiten der Mitglieder zu den Grundanliegen der Kritiker. Transparency International, ein weltweiter Verein zur Korruptionsbekämpfung, hält im Kontext der Schweinegrippe-Impfung in Deutschland fest:

> *„Die aktuellen Angaben vom März 2009 zeigen, dass die Mehrzahl der derzeit 16 Mitglieder [der STIKO; Anm. d. A.] mehr oder minder intensive Kontakte, darunter auch bezahlte Tätigkeiten, zu den wichtigsten Herstellern von Impfstoffen haben. Weiterhin ist nachzulesen, dass einige der STIKO-Mitglieder sich für das ‚Forum Impfen' engagieren, das seinerseits finanzielle Unterstützung u. a. der Firma Sanofi-Pasteur-MSD (SPMSD) genießt."*[40]

Die finanziellen Verstrickungen der STIKO sind nach Auffassung der Impfkritiker Teil größerer Impfkampagnen, in denen Menschen vom Impfen überzeugt werden sollen. Die STIKO-Empfeh-

40 Transparency international Deutschland e. V. 2009, www.transparency.de, Link im Quellenverzeichnis.

lungen hätten demnach schon längst ihren Empfehlungscharakter verloren und sind zu medizinischen Normen avanciert, die von Pharmainteressen dominiert seien.

Verlängerte Arme der Industrie

Pharmakonzerne treten sowohl an die Öffentlichkeit als auch an einzelne Ärzte oder Ärzteverbände heran, um ihre Medikamente vorzustellen. Doch es geht auch subtiler: Sie unterwandern die Selbsthilfegruppen der Patienten, indem sie diese finanziell unterstützen und eigenes Werbematerial bereitstellen. Hinzu kommen Fernsehwerbung oder angstmachende Berichte über Krankheiten mit Verweisen auf bestimmte Präventionsangebote. Beispiele für die medialen Ausläufer sind die in regelmäßigen Abständen wiederkehrenden Panikmachen bezüglich Tier- oder Menschengrippen oder Zeckenbefall im Frühjahr. Gegen Grippen und zeckenbedingte FSME gibt es Impfungen. Nicht selten werden die Panikberichte also mit dem Hinweis verbunden, sich impfen zu lassen. Wenn Sie das nächste Mal Ihren Arzt besuchen, sehen Sie sich die Patientenzeitschriften oder Flyer im Wartezimmer genauer an. Vermutlich steht eine größere Pharmafirma hinter den Materialien.

Sogar bis ins Untersuchungszimmer hinein reichen die verlängerten Arme der Pharmariesen. Auch viele Leitlinien für die medizinische Untersuchung oder Behandlung werden von den Pharmakonzernen beeinflusst. In einem *Spiegel*-Artikel von 2013 heißt es dazu: „Für Pharmafirmen sind Leitlinien ebenfalls wichtig: Sobald ein neues Medikament darin aufgenommen wird, ‚sind hohe Umsätze garantiert', schreiben nun führende deutsche Mediziner im ‚Arzneimittelbrief'." An anderer Stelle wird betont:

> *„In letzter Zeit sei zu beobachten, dass neue Arzneimittel immer früher, nämlich schon kurze Zeit nach ihrer Zulassung, in den Leitlinien auftauchen, warnen die Mediziner. ‚Das widerspricht*

jeglicher klinischer Erfahrung', Risiken und Schäden neuer Arzneimittel im ärztlichen Alltag würden oft erst zwei bis drei Jahre nach ihrer Zulassung bekannt."[41]

In diesem Zusammenhang bezieht sich Martin Hirte auf Choudry (2002), der mehrere Leitlinien untersuchte. Er kam zu dem Ergebnis, dass so gut wie alle zugunsten der Pharmaindustrie verfasst wurden. Die Autoren der Leitlinien sind meist Berater, Aktieninhaber oder Angestellte der Pharmakonzerne und damit eindeutig im Interessenskonflikt – wieder fehlt die nötige Unabhängigkeit.

Impfkampagnen

Impfkampagnen sind groß angelegte Maßnahmen zur Impfmotivierung. Oder besser gesagt: Massenmanipulation. Durch verkürzte Darstellungen wichtiger Erkenntnisse, Appelle an das Verantwortungsbewusstsein und/oder Angstmacherei sollen sich die Menschen für eine Impfung entscheiden. 2010 geriet das Gesundheitsministerium von Nordrhein-Westfalen in die Kritik, weil es mit drastischen Werbeplakaten für Impfungen geworben hat. Die Kampagne sollte „wachrütteln", war aber letzten Endes nichts anderes als ein pervertierter Versuch der Missionierung. Es fand keine Impfaufklärung statt, sondern reine Panikmache durch das Hervorheben seltener Folgestörungen von Krankheiten. Ein Abwägen von Nutzen und Risiko von Impfungen war gar nicht vorgesehen, da das Impfen als Nonplusultra angesehen wurde. Wozu etwas reflektieren, wenn die Effektivität belegt ist? – Doch ist sie das wirklich? Kritiker zweifeln. Den Kampagnen zur Impfaufforderung ist zugutezuhalten, dass sie die riesige Zielgruppe gar nicht über alle relevanten Aspekte des Impfens in so kurzer Zeit aufklären können. Allerdings ist die extreme Einseitigkeit, mit der für das Impfen geworben wird, zu kritisieren. Zigarettenwerbung

41 Kuhrt 2013, www.spiegel.de, Link im Quellenverzeichnis.

muss wenigstens den Hinweis auf die potenziellen Gefahren beinhalten – Impfwerbung nicht.

6.5 Impfkritik innerhalb medizinischer Systeme

Die Impfkritik enthält neben den Vorwürfen gegenüber der Pharmaindustrie vor allem auch medizinische Aspekte. Diese sind vom jeweiligen Medizin- und Menschenbild abhängig. In Deutschland kommt die medizinische Kritik vor allem aus drei Richtungen: aus der Sicht der Schulmedizin, der anthroposophischen Medizin und der Homöopathie.

Schulmedizin

Im Rahmen der naturwissenschaftlichen Medizin, die die Basis der Ausbildung in Gesundheitsberufen ist, gilt die Impfung gemeinhin als wirkungsvoll und wichtig. Nebenwirkungen bleiben weitgehend unberücksichtigt und werden meist den positiven Wirkungen gegenüber als relativ bedeutungslos dargestellt. Doch gerade die Nebenwirkungen sind innerhalb der Schulmedizin Schwerpunkte der Impfkritik, ebenso die Herstellungsverfahren der Impfstoffe mit den gefährlichen Zusatzstoffen. Wenn schulmedizinisch die Impfung kritisiert wird, wird nicht das Medizinmodell als Ganzes infrage gestellt, sondern ausschließlich der Aspekt des Impfens kritisch dargestellt. Die kritische Sicht der Schulmediziner wird meist durch alternative Medizinmodelle ergänzt. Viele praktizierende Ärzte, die das Impfen kritisieren, haben sich mit anderen Medizinmodellen wie der Homöopathie, traditionellen chinesischen Medizin (TCM) oder anthroposophischen Medizin befasst.

Anthroposophische Medizin

Die anthroposophische Medizin ist ein Medizinmodell, in der die Konzepte der Schulmedizin mit der spirituellen Weltanschauung der Anthroposophie kombiniert werden. Die Anthroposophie ist weltweit verbreitet und findet sich in vielen gesellschaftlichen Bereichen, im Bildungssektor sind beispielsweise die Waldorfschulen zu nennen. Die Grundlagen der anthroposophischen Medizin gehen direkt auf den Begründer der Anthroposophie, Rudolf Steiner (1861–1925), zurück. 1925 gab er zusammen mit der Ärztin Ita Wegman (1876–1943) das Buch *„Grundlegendes zu einer Erweiterung der Heilkunst nach geisteswissenschaftlichen Erkenntnissen"* heraus. Steiner forderte ein erweitertes Medizinverständnis, das über die reine naturwissenschaftliche Erkenntnis hinaus reichen sollte, um den Menschen als Ganzes zu erfassen. Die Ärzte haben demnach die Aufgabe, das Verhältnis von Leib, Seele und Geist des Patienten in dessen Beziehung zu den Substanzen und Kräften in der Natur und im Kosmos zu untersuchen und zu beeinflussen.

Impfen aus anthroposophischer Sicht

In diesem Zusammenhang lehnen die anthroposophischen Ärzte die Schutzimpfungen nicht gänzlich ab, sondern stellen sich gegen den inflationären Gebrauch derselben. Rudolf Steiner bemerkte bereits in den 1920er Jahren über das Impfen, dass es die spirituelle Entwicklung hemmen und den Willen der Patienten schwächen würde. Gäbe es keine Impfungen, würde der Organismus frei mit den Krankheiten umgehen können. Die Freiheit sei daran zu erkennen, dass der Körper einmal symptomatisch erkranken könne und ein anderes Mal asymptomatisch. Der Dachverband Anthroposophische Medizin in Deutschland fordert in einer Stellungnahme zur Impfung eine differenzierte Sichtweise:

„Eine differenzierte Betrachtung bezieht alle Erkenntnisse, die über Impfungen bei Kinderkrankheiten vorliegen, mit ein und wägt

> *dann Vor- und Nachteile sorgfältig gegeneinander ab. Auch Fragen nach den langfristigen (immunologischen) Auswirkungen einer Impfung sollten in Ruhe gestellt werden können – und zwar im jeweiligen Einzelfall.*"[42]

Rudolf Steiner stellte sich nicht gänzlich gegen Krankheitspräventionen. Er forderte keine radikale Abkehr von Vorbeugemaßnahmen, sondern eine kritische Aufarbeitung zur Erkenntnisgewinnung. In dieser Tradition äußern sich auch die anthroposophischen Ärzte:

> „*Eine Impfung stellt immer einen Eingriff in das bestehende Immunsystem dar. Gerade bei einem Baby, bei dem das Immunsystem noch nicht ausgereift ist, kann nach dem jetzigen Wissensstand aber noch nicht abschließend definiert werden, welche Konsequenzen dieser Eingriff langfristig für das Immunsystem haben kann.*"[43]

Einzelfallbetreuung statt Massenimpfung

Damals wie heute geht es den Ärzten vor allem um den Erkenntnisgewinn. Differenzierte Impfempfehlungen können nur gegeben werden, wenn genügend Informationen über das Impfen und den Patienten vorliegen. Doch gerade Informationen über langfristige Auswirkungen der Schutzimpfungen fehlen und die Sicherheitsdaten zu Impfstoffen sind Studien entnommen, die von Impfstoffherstellern gesponsert wurden. Aus Sicht der anthroposophischen Medizin wird das Impfen zu voreilig als Allgemeingut empfohlen. In der Krankheitsprävention sollte es statt flächendeckender standardisierter Impfprogramme eine Orientierung am Einzelfall geben, um „den lebendigen Organismus individuell anzuregen, zu unterstützen und ihm notwendige Impulse zu geben, um die

42 Dachverband Anthroposophische Medizin in Deutschland (o. J.), www.damid.de, Link im Quellenverzeichnis.

43 Dachverband Anthroposophische Medizin in Deutschland (o. J.), www.damid.de, Link im Quellenverzeichnis.

salutogenen [gesundheitsfördernden, Anm. d. A.] Ressourcen des Körpers nachhaltig zu aktivieren"[44].

Homöopathie

Auch in der Homöopathie geht es darum, die Aktivitäten und Kraftressourcen des Körpers zu fordern und zu fördern, um nachhaltige Veränderungen zu bewirken. Die Homöopathie ist eine alternativmedizinische Behandlungsmethode, deren Wurzeln im 18. Jahrhundert liegen. Ab 1796 veröffentlichte der deutsche Arzt Samuel Hahnemann (1755–1843) seine Vorstellungen von Medizin, in denen er das Grundprinzip *„similia similibus curentur"* (lat. „Ähnliches soll durch Ähnliches geheilt werden") zur Maxime erhob. Besonders die Arzneimittellehre rückte Hahnemann in den Fokus seiner Forschungen und stellte schließlich fest, dass Arzneimittel so ausgewählt werden müssten, dass sie an Gesunden ähnliche Symptome auslösen können wie jene, die ein Kranker bereits hat. Unter Berücksichtigung körperlicher und geistiger Merkmale des Patienten soll das optimale Arzneimittel über Tabellen (Arzneimittelbilder) gefunden werden.

Samuel Hahnemann – ein Impfbefürworter?

Dass der englische Arzt Jenner mit der Kuhpockenimpfung experimentierte, wird von vielen als Befreiungsschlag gegen die Infektionskrankheiten gefeiert. Unter seinen Zeitgenossen gab es große Anhänger der neuen Präventionsmaßnahme, aber auch Kritiker. Hahnemann, der in derselben Zeit wie Jenner lebte, kannte das Prinzip der Pockenimpfung. Er war aber auch mit den Nebenwirkungen des Verfahrens vertraut. Im gegenwärtigen Diskurs wird debattiert, ob Hahnemann ein Befürworter oder Gegner

44 Dachverband Anthroposophische Medizin in Deutschland (o. J.), www.damid.de, Link im Quellenverzeichnis.

der Pockenimpfung war. In § 46 seines *„Organon“* (1810) schreibt Hahnemann in einer Anmerkung:

> *„Dieß scheint der Grund des so wohlthätigen, merkwürdigen Ereignisses zu sein, daß, seit der allgemeinen Verbreitung der Jennerschen Kuhpocken-Impfung, die Menschenpocken nie wieder unter uns weder so epidemisch, noch so bösartig erscheinen, wie vor 40, 50 Jahren, wo eine davon ergriffene Stadt, wenigstens die Hälfte und oft drei Viertel ihrer Kinder durch den jämmerlichsten Pest-Tod, verlor.“*

Diese Passage wird als positives Statement Hahnemanns gegenüber dem Impfen aufgefasst. Dabei geht es Hahnemann vor allem um einen Beleg für sein Ähnlichkeitsprinzip:

> *„Die zu Kuhpocken kommende Menschenpockenkrankheit hebt, wie bekannt, eben sowohl ihrer größeren Stärke, als ihrer großen Ähnlichkeit wegen erstere sogleich gänzlich (homöopathisch) auf, und läßt sie nicht zur Vollendung kommen; doch wird hinwiederum durch ihre reife schon nahegekommene Kuhpocke, ihrer großen Aehnlichkeit wegen die darauf ausbrechende Menschenpocke (homöopathisch) wenigstens um vieles gemindert und gutartiger.“*

Das Impfen ist demnach homöopathisch anerkannt, weil es auf dem Ähnlichkeitsprinzip beruht. Die zeitgenössische Kuhpockenimpfung war für Hahnemann ein Beleg für die Wirksamkeit seines eigenen Ansatzes: Ähnliches wird mit Ähnlichem bekämpft. Hahnemann liefert weitere eher allgemein gehaltene Hinweise zum Verhalten von Ärzten, aufgrund derer zumindest geschlussfolgert werden kann, dass er der heutigen Impfpraxis nicht zustimmen würde. Im Vorwort zur sechsten Auflage seines *„Organon“* heißt es dann auch: „Die Homöopathie vermeidet daher selbst die mindeste Schwächung (...) Daher bedient sie sich zum Heilen nur solcher Arzneien, deren Vermögen, das Befinden dynamisch zu verändern und umzustimmen sie genau kennt." Nur wenn die Wirkungen von Arzneien genauestens bekannt sind, sollten sie verabreicht werden. Das trifft auf die Impfstoffe nicht zu, denn es gibt keine hinreichenden Studienergebnisse über Langzeitfolgen. Außerdem wird über die Wirkungen der Zusatzstoffe kontrovers diskutiert.

Impfkritik vonseiten der Homöopathie

Bereits die Schüler Hahnemanns kritisierten die zeitgenössische Impfung. Constantin Hering (1800–1880) sah zum Beispiel in den Impfungen ein Verfahren zur Blutvergiftung. Später konstatierte James Tyler Kent (1849–1916), US-amerikanischer Arzt und Homöopath, dass die Impfverfahren höchst zweifelhaft seien und sowohl Individuen als auch die gesamte Menschheit schwächen würden. In einer Übersetzung seiner Bewertung heißt es: „Durch sie wurden viele Menschen krank, sie hat viele Geschwüre hervorgerufen und sie hat, daran zweifele ich nicht, viele konstitutionelle Beschwerden verschleiert."[45]

Der Grund für die Impfkritik liegt neben der Fülle an Nebenwirkungen in der Infektionshypothese begründet. In der Homöopathie wird nicht davon ausgegangen, dass die Ursachen für Krankheiten im Äußeren liegen, also zum Beispiel in Mikroben. Vielmehr liegen die Ursachen im Inneren des Menschen: Ist der Mensch schwach, fehlt ihm seine Lebenskraft, so entwickelt der Körper einen günstigen Nährboden für Keime, die dann eindringen können. Impfungen beheben also nicht das Problem, sondern verstärken es in gewisser Weise, weil eine gezielte Infektion vorgenommen wird. Der Mensch muss vital sein, dann haben auch Keime schlechtere Chancen, weil ihnen der günstige Nährboden fehlt. Auf den ersten Blick schützt eine Impfung durch die Antikörperbildung. Damit ist ein Mensch vielleicht gegen eine Krankheit immun. Aber wenn er vorher bereits schwach war, wird er es auch nach der Impfung

45 Loibner 2005, www.homeoint.org, Link im Quellenverzeichnis.

bleiben und anfällig für andere Krankheiten sein, die unter anderem durch Impfungen begünstigt werden können. Aus homöopathischer Sicht muss der Organismus als Ganzes gestärkt und nicht nur gegen einzelne ausgewählte Krankheiten geschützt werden. Dennoch wird den Impfungen nicht jegliche positive Wirkung abgesprochen. Wie in der anthroposophischen Medizin geht es den Homöopathen um eine differenzierte Sicht auf das Thema und die Reduzierung des inflationären Gebrauchs. In der *„Stellungnahme des Deutschen Zentralvereins homöopathischer Ärzte (DZVhÄ)"* zum Thema Impfen heißt es:

> *„Schutzimpfungen gehören zu den präventiven medizinischen Maßnahmen in der Medizin; sie können bis zu einem gewissen Grad Infektionskrankheiten verhindern und auch die Möglichkeit der Ansteckung für Ungeimpfte verringern. Unter bestimmten, wenn auch seltenen Umständen können sie schwer wiegende Reaktionen mit vorübergehenden oder bleibenden Schäden hervorrufen."*

Vor diesem Hintergrund fordern Homöopathen den Respekt vor individuellen Impfentscheidungen. Es gehe weniger um das allgemeine Für und Wider von Impfungen, sondern vielmehr um das Für und Wider im Einzelfall. Impfungen dürfen nicht erzwungen und die Patienten müssen über sämtliche Wirkungen informiert werden. So heißt es in der Stellungnahme weiter:

> *„Dieses Aufklärungsgespräch muss sachlich, wertneutral und ergebnisoffen geführt werden auf der Grundlage möglichst objektiver Informationen. Unsachliche Werbekampagnen für Impfungen, besonders in Laienpublikationen oder öffentlichen Einrichtungen wie Kindergärten oder Schulen lehnen wir ab. Dramatisierende Darstellungen, fehlerhafte Interpretationen von Statistiken und das Ansprechen diffuser Ängste beobachten wir mit Sorge. (…) Eine nach sorgfältiger Impfaufklärung verantwortlich getroffene Entscheidung für oder gegen bestimmte Impfungen ist unbedingt*

zu akzeptieren – eine soziale Ächtung oder gar Strafandrohung von Patienten, Eltern oder Ärzten, die in ihrer Entscheidung von offiziellen Empfehlungen abweichen, wird vom DZVhÄ scharf zurückgewiesen.“[46]

46 Dachverband Anthroposophische Medizin in Deutschland (o. J.), www.damid.de, Link im Quellenverzeichnis.

7. Zur „sozialen Frage" des Impfens

Impfen ist in unserer Gesellschaft weit mehr als nur Teil der Medizin. Hinter einer Impfung stehen politische Entscheidungen, wirtschaftliche Interessen, gesellschaftliche Werte und Normen und sicher auch medizinische Erwägungen. Dennoch zeigt gerade die Impfkritik, welche Dimensionen von Impfungen berührt werden und dass oftmals wirtschaftliche Interessen von Pharmaunternehmen oder Einzelpersonen wichtiger sind als die Erfassung objektiver Daten. Die Masern 2015 sowie der Appell, sich impfen zu lassen, haben einmal mehr die Komplexität der Diskussion um Schutzimpfungen gezeigt und sie auf den Stand einer „sozialen Frage" gehoben.

7.1 Impfen als soziales Phänomen

In den öffentlichen Diskussionen um die Masern und eine Schutzimpfung wurden weit mehr Argumente und Meinungen ausgetauscht als rein medizinische Sachverhalte. Dies mag nicht zuletzt an der Schwierigkeit gelegen haben, medizinische Hintergründe einem Laienpublikum in kurzer Zeit zu erklären. Es lag sicher aber auch daran, dass die medizinische Argumentation relativ schnell erschöpft war und die dargelegten Informationen nur ungenügend waren. Natürlich spricht es zunächst für das Impfen, dass seit der Einführung der Impfungen viele Infektionskrankheiten zurückgedrängt werden konnten. Dennoch scheint dieser Hinweis nicht ausreichend gewesen zu sein, um alle Menschen von der Notwendigkeit einer Impfung überzeugen zu können. Ein Restzweifel bleibt. Zu Recht?

Soziale Normen und Anerkennung

Denjenigen, die ihre Zweifel laut äußerten, wurde Unwissenheit, Verantwortungslosigkeit oder Provokation nachgesagt. Wer gegen die Lehrmeinung verstößt, dass Impfen notwendig und nebenwirkungsarm sei, der wird sozial geächtet. Soziale Ächtung geht meist mit Verachtung oder Verhöhnung einher. Zwei Phänomene, die eine sachliche Diskussion erschweren. Irgendwann sind die letzten Argumente ausgetauscht, doch die gefassten Meinungen bleiben. Es folgt – wenn nicht bis dahin schon längst geschehen – die Aberkennung der Glaubwürdigkeit.

Soziale Normen

Eine Gesellschaft zeichnet sich durch einen gemeinsamen Wertekanon und allgemein anerkannte Verhaltensmuster aus. Diese Verhaltensmuster werden als soziale Norm bezeichnet. Es handelt sich um Erwartungen der Gesellschaft, die an das Individuum gerichtet sind. Beispielsweise ist es in unserer Gesellschaft eine Norm, im Restaurant nicht mit den Fingern zu essen oder unbekleidet zu erscheinen. Die Normen bestimmen Verhaltensweisen und geben Verhaltensregelmäßigkeiten an. Zwar sind die sozialen Normen keine Gesetze, aber es handelt sich gewissermaßen um Vorschriften. Daher können auch Sanktionen bei normabweichendem Verhalten verhangen werden. Werden Normen hingegen eingehalten, können Belohnungen vergeben werden. Das Spektrum der Normabweichung reicht von nach außen gestellter Andersartigkeit bis hin zur Kriminalität, denn auch das Einhalten von Gesetzen gilt als Norm. Ob die Normen eingehalten werden, wird von den Mitmenschen beobachtet. In einem Machtgefälle hat eine Autorität die Möglichkeit, Belohnungen oder Bestrafungen zu beschließen. Lehrer, Richter, Eltern, Arbeitschefs, Politiker etc. sind Menschen, die eine Kontrollfunktion bezüglich der sozialen Normen innehaben.

Soziale Kontrolle

Der Einzelne wird mit Erwartungshaltungen der Gesellschaft konfrontiert und muss abwägen, ob er sich an Normen halten möchte oder nicht. Dabei nimmt die soziale Kontrolle eine tragende Rolle ein. Unter „sozialer Kontrolle“ versteht man im Allgemeinen die Steuerung des Einzelnen über die Gruppe. Die Gruppe richtet eine Erwartung an das Individuum und kann je nach Verhalten des Einzelnen ebenfalls belohnen oder bestrafen. Und schließlich kann der Einzelne selbst soziale Kontrolle über sich selbst ausüben, indem er verinnerlichte soziale Normen einhält. Auch auf diese Weise soll abweichendes Verhalten verändert oder unterdrückt werden. Verhaltenskonformität und auch ein Anerkennen der Notwendigkeit bestimmter Verhaltensmuster sind die Ziele sozialer Kontrolle. Schlichtweg: Es geht um letztlich Anpassung. Diese wird über verschiedene Institutionen und Instanzen angestrebt: von der kleinsten sozialen Einheit der Familie bis hin zur Justiz und Politik.

Impfen als gesellschaftliche Erwartung

Dass man seine Kinder impfen lässt, ist eine soziale Norm. Impfkampagnen und das Zureden der Ärzte bewirken Verhaltenskonformität. Es ist fast so selbstverständlich wie die Familiengründung selbst. Immunität gilt als gesellschaftliche Erwartung zum Schutz des Individuums und der Gemeinschaft. Möchte man einer Gesellschaft angehören, so sollte man wenigstens kein Risiko für sie darstellen. Im besten Fall übernimmt man ihre Normen und Werte – so auch das Impfen.

Soziale Kontrolle beim Impfen

Die große Mehrheit der deutschen Bevölkerung ist geimpft. Eine gesetzliche Impfpflicht scheint dafür nicht notwendig zu sein. Stattdessen gibt es soziale Kontrollmechanismen, die sicherstellen, dass das Impfen als Norm anerkannt bleibt. Die soziale Kontrolle wird vorrangig durch den Kinderarzt oder Hausarzt ausgeübt. Daneben sind Kindergarteneinrichtungen und Schulen sowie die Sozialarbeit für das Einhalten der Normen verantwortlich. Sie überwachen das Verhalten der Eltern und Kinder und können gegebenenfalls juristisch legitimiert eingreifen, sollte das Kindeswohl gefährdet sein. Soziale Kontrolle wird aber auch durch das Umfeld des Einzelnen aufgebaut, über die Familie, den Freundeskreis, die Kirchgemeinde oder die Arbeitskollegen. Wenn man nicht von vornherein einer Gruppe angehört, in der das Impfen kritisch gesehen wird, bleibt es eine unreflektierte Erwartung der Mitmenschen. Abhängig von den Einstellungen Ihrer Mitmenschen können Sie diesen entweder sorglos von einer Impfverweigerung berichten oder Sie sprechen das Thema überhaupt gar nicht erst an, weil Sie wissen, dass es für Ihr Gegenüber eine Normverletzung darstellt, die seiner Ansicht nach geahndet werden sollte.

Folgen von Normverletzungen

Haben Sie eine Norm gebrochen, handeln Sie abweichend, also auffällig. Ihr Verhalten kann Anlass zur gesellschaftlichen Bestrafung sein. Sicher wird man Ihnen heutzutage keinen Bann mehr auferlegen, aber Ausschlussprozesse sind keine Seltenheit. Gerade in Zeiten größerer Unsicherheit reagieren die Eltern geimpfter Kinder nervös auf Kinder, von denen sie wissen, dass diese nicht geimpft sind. Auch die Kindertageseinrichtungen oder Schulen haben ein Problem, denn sie möchten nicht, dass die betroffenen Kinder womöglich Krankheitserreger in die Einrichtungen bringen und so die Gesundheit anderer gefährden könnten. Also müssen die Nichtgeimpften fernbleiben, so wie es in Berlin aufgrund der Masernfälle beschlossen wurde.

Das Nicht-Impfen als Normverstoß wird im Allgemeinen mit negativen Eigenschaften in Verbindung gebracht. So sind auch Ärzte, die dem Impfen kritisch gegenüberstehen, der Gefahr ausgesetzt, verunglimpft zu werden, denn sie handeln nicht nur normabweichend, sondern ermuntern womöglich Eltern, zu derselben Einstellung zu gelangen. Impfkritische Eltern oder Ärzte gelten daher als gesellschaftsgefährdend. Sie werden als Risiko empfunden und der soziale Druck auf sie wird erhöht. Wenn medizinische Maßnahmen sozialen Druck benötigen, um anerkannt zu bleiben, ist es fraglich, ob dies mit anderen Werten der Gesellschaft vereinbar ist. Meinungs- und Gewissensfreiheit sowie die Entscheidungsfreiheit sind Grundpfeiler der freiheitlich-demokratischen Grundordnung. Bevormundung, Ausgrenzung oder gar Sanktionierung sollten keine Mittel sein, um die Freiheiten von Menschen zu begrenzen. Doch genau diese Phänomene lassen sich im Impf-Diskurs finden.

Umgekehrt ist zu beobachten, dass soziale Normen Einfluss auf die Gesundheit des Einzelnen haben. Wer angepasst lebt, erfährt weniger Widerstand, ist integriert und kann in der Gesellschaft aufgehen. Auch Informationskampagnen zu gesundheitlichen Themen wirken motivierender, wenn gesundheitsbewusstes Verhalten bereits eine Norm ist. Je mehr Verhaltenskonformität, desto weniger Stress. Je weniger Stress, desto mehr Entspannung und Ruhe. Doch nicht jeder kann x-beliebig sein Verhalten ändern – vor allem dann, wenn es gegen die innersten Überzeugungen verstoßen würde. Ist eine Norm entgegen aller innerer Werte, ist die Wahrscheinlichkeit gering, dass die Norm eingehalten wird. Es kommt zum Normbruch und damit letztlich zum Bruch mit der Gesellschaft, der zur strukturellen Diskriminierung führen kann. In Australien gibt es beispielsweise die Kampagne „NO JAB - NO PLAY" („Keine Impfung – kein Spiel"). Ergänzend heißt es noch „NO PAY FOR CHILD CARE" („kein Geld für Kinderbetreuung"). Ziel ist es, nicht geimpfte Kinder aus öffentlichen Kindertageseinrichtungen zu entfernen. Mit dem Argument, der öffentlichen Sicherheit zu dienen, sollen die Regeln verschärft werden, wonach finanzielle Vorteile für Eltern, die ihre Kinder nicht impfen lassen, eingestellt werden. So heißt es in der Kampagne:

„From 1 Jan 2016, child care and family payments will be denied to parents who don‘t vaccinate their children."[47] („Ab dem ersten Januar 2016 werden Kinderbetreuung und Familienzahlungen an die Eltern verweigert, die ihre Kinder nicht impfen.“)

7.2 Normbruch = Gemeinschaftsrisiko?

Das Brechen von Normen kann ein Risiko für die etablierte Ordnung darstellen. Wenn zum Beispiel die soziale Norm der Monogamie immer stärker vernachlässigt wird, erhöht sich das Risiko, dass sich die bis dahin monogame Gesellschaft grundlegend verändert und polygam wird. Für das Impfen gilt Ähnliches: Wenn es zur sozialen Norm wird, Impfungen abzulehnen, steigt das Risiko, dass das Streben nach Immunität nicht länger ein Ideal der Gesellschaft ist und man sich wieder intensiver mit der Therapie von Infektionskrankheiten befassen muss. Je weniger Impfungen, so die Annahme, desto mehr Menschen, die an Infektionskrankheiten erkranken würden. Allerdings bleibt beim Impfen zum jetzigen Zeitpunkt eine Frage offen: Wie kann es sein, dass nichtgeimpfte Menschen jene gefährden, die eine Impfung empfangen haben? Bei der australischen Kindergartenkampagne drängt sich zum Beispiel die Frage auf, wieso nichtgeimpfte Kinder ausgeschlossen werden. Wie können diese eine Gefahr für Kinder sein, die bereits geimpft worden sind? Wenn geimpfte Kinder den Kontakt zu nicht geimpften meiden müssen, heißt das in letzter Konsequenz, dass die Impfungen wirkungslos sein müssen bzw. dass es keinen 100-prozentigen Schutz durch eine Impfung gibt. Wozu dann überhaupt der Aufwand, wenn Nichtgeimpfte weiterhin eine Gefahr darstellen?

47 Abbott & Morrison (o. J.), www.liberal.org.au, Link im Quellenverzeichnis.

Impfverweigerung als Risiko für Geimpfte?

Klar ist, dass Menschen, die eine Infektionskrankheit in sich tragen, ansteckend sind. Wenn sich Menschen mit einem schwachen Immunsystem anstecken, besteht ein besonders hohes Risiko. Bei den Masern ist es beispielsweise so, dass Kinder erst ab dem elften Lebensmonat geimpft werden können. Bis dahin genießen sie anfangs den Nestschutz, sind später aber – so die gängige These – Viren und Bakterien schutzlos ausgeliefert. Um das Ansteckungsrisiko für die kleinen Kinder zu reduzieren, wird die Schutzimpfung für alle Impftauglichen empfohlen. Bei Erreichen der Herdenimmunität kann auch ein geringer Prozentteil der Bevölkerung frei von Impfungen bleiben. Doch dafür muss der Status der Herdenimmunität immer aufrechterhalten werden. So kann eine massenweise Impfung als Kollektivschutz für nichtgeimpfte Minderheiten gelten. Es kann also geschlussfolgert werden, dass die Nichtgeimpften keine Gefahr für Geimpfte darstellen, sondern vielmehr für andere (unfreiwillig) Nichtgeimpfte.

Da allerdings auch Kinder mit Impfungen an den Krankheiten leiden können, gegen die sie geimpft wurden (zum Beispiel bei Impfmasern), ist die Frage von Impfkritikern berechtigt, wie wirkungsvoll Impfungen tatsächlich sind. Die Frage der Wirksamkeit steht wiederum mit der sozialen Norm im Zusammenhang: Sieht jemand das Impfen als wirkungslos an, wird er sich aller Wahrscheinlichkeit nach gegen das Impfen entscheiden und einen Normverstoß leisten. Dieser Normverstoß kann allerdings nicht als Gemeinschaftsrisiko bewertet werden, denn ob eine Gemeinschaft einer Gefahr ausgesetzt wird, ist von weiteren Bedingungen abhängig, unter anderem vom Impfstatus der einzelnen Mitglieder der Gemeinschaft, von Hygiene- und Quarantänevorkehrungen sowie der ärztlichen Versorgung. Weil die große Mehrheit in Deutschland geimpft ist, sind Impfverweigerer keine Gefahr für die Gemeinschaft im Sinne der Volksgesundheit, sondern eine Gefahr für bestimmte Teilmengen der Allgemeinheit, nämlich andere Nichtgeimpfte. Diese potenzielle Gefahr wird real, wenn die erkrankten Nichtgeimpften in Unwissenheit, Unvorsichtigkeit oder Absicht Kontakt zu anderen Nichtgeimpften aufnehmen und so das Ansteckungsrisiko erhöhen.

Die Schutzimpfung als Teil der Vorsorge

Wird die Impfung nicht als absolute Garantie für die Krankheitsprävention angesehen, sondern lediglich als eine Möglichkeit der Vorsorge, relativieren sich sämtliche Diskussionsbeiträge, denn so wird sichtbar, dass der Einzelne selbst viel tun kann, um Krankheiten präventiv zu begegnen. Es gehört zu einem selbstverantwortlichen Leben und zur Elternverantwortung, sich kritisch mit den Angeboten der Gesellschaft auseinanderzusetzen. Eine bewusste Impfverweigerung, die das Ergebnis gründlicher Überlegungen und Beratungen ist, gilt es im Rahmen freiheitlich-demokratischer Wertesysteme zu akzeptieren. Doch damit sollte es nicht vorbei sein. Die nichtgeimpften Erwachsenen und Kinder sollten sich auf andere Elemente der Gesunderhaltung konzentrieren, um die Abwehrkräfte zu stärken und das eigene Milieu auf einem so hohen Level zu halten, dass Krankheitserreger nur schlechte Chancen haben.

Kann man einen Menschen als Gemeinschaftsrisiko bewerten, wenn er voller Bewusstsein und Verantwortung ein Angebot ausschlägt und stattdessen für ihn sinnvolle Alternativen anwendet? Wie es scheint, ist die große Mehrheit in Deutschland geimpft und hält auch weiter an den Impfprinzipien fest. Das bedeutet, ein großer Teil der Bevölkerung ist – wenn Impfungen wirklich so effektiv sind, wie immer wieder betont wird – immun. Der ungeimpfte Rest der Menschen profitiert davon. Nicht selten werden Impfverweigerer als Nutznießer bezeichnet. Sie nutzen den Kollektivschutz und geben scheinbar nichts zurück. Doch woher will das die Gemeinschaft wissen? Reicht die soziale Kontrolle wirklich so weit? Impfkritische Ärzte und Eltern suchen oftmals nach alternativen Präventions- und Therapieangeboten. Sie erweitern das medizinische Spektrum und befassen sich mit Fragen, die die große Mehrheit gar nicht stellt. Sie erhalten einen Diskurs am Leben und ermöglichen so, verschiedene Sichtweisen kennenzulernen. Solange sie bei Ansteckungsgefahr die Konsequenz ziehen, sich in strikte Quarantäne zu begeben, dürfte kein Gemeinschaftsrisiko bestehen. Doch die Gefahr liegt darin, dass die Ansteckung bereits dann möglich ist, wenn die Betroffenen noch keinerlei Symptome spüren und die Krankheit noch unbekannt ist.

7.3 Ausgrenzung von impfkritischen Eltern und deren Kindern

Wenn Menschen unter ansteckenden Infektionskrankheiten leiden, ist es richtig, diese von öffentlichen Einrichtungen fernzuhalten, um das Ansteckungsrisiko zu minimieren. Liegt jedoch keinerlei akute Erkrankung vor und findet dennoch eine Ausgrenzung statt, erhält die Exklusion eine soziale Komponente. Es geht dann nicht mehr vorwiegend um medizinische Aspekte, sondern vielmehr um soziale Kontrolle und Sanktionierung. Darunter leiden vor allem die nichtgeimpften Kinder. Sie müssen nicht nur die Entscheidung ihrer Eltern tragen, sie sind auch unmittelbar mit den gesellschaftlichen Konsequenzen konfrontiert.

Ausgrenzung als Normverhalten

Die Ausgrenzung von anderen Menschen ist dann ein anerkanntes Verhalten, wenn es dazu dient, Verhaltenskonformität zu erzwingen. Die Ausgrenzung geschieht zur Durchsetzung gesellschaftlicher Normen. Sie gilt erst selbst als normabweichend, wenn die

Ausgrenzung nicht mit gesellschaftlichen Werten einhergeht. Beispielsweise gilt die Exklusion von Menschen mit Migrationshintergrund als korrekturbedürftig. Noch immer gibt es institutionelle Strukturen, in denen diese Menschen benachteiligt werden. Die Integration ist jedoch allgemein als wertvolle Norm anerkannt, weil das Ideal einer integrierenden Gesellschaft höher steht als die Ausgrenzung von Minderheiten. Bei Impfkritikern scheint dies jedoch nicht der Fall zu sein: Es ist sozial anerkannt, Menschen mit impfkritischen Einstellungen zu diskriminieren. Die Diskriminierung ist als Norm anerkannt, weil sie – so zumindest eine Begründung – die Reaktion auf ignorantes oder dummes Verhalten ist. Nicht zu Unrecht werden die Pharmaindustrie und eifrige Impfbefürworter mit der Kirche des Mittelalters gleichgesetzt, in der nicht nur Andersgläubige, sondern auch Menschen, die im christlichen Glauben andere Schwerpunkte setzten, als Häretiker, Apostaten oder Gotteslästerer kirchlich und gesellschaftlich ausgegrenzt wurden. Die Ausgrenzung galt als gerechtfertigt und vollkommen normenkonform, weil sie sich gegen Menschen richtete, die angeblich die Gemeinschaft gefährdeten.

Multidimensionales Mobbing

Ausgrenzung und Verachtung sind perfide Maßnahmen, um Anpassung zu erzwingen. Vor allem wenn sie in institutionelle Strukturen eingebunden sind, kann die Exklusion mehrere Dimensionen erreichen. Neben formellen Verboten zur Unterrichtsteilnahme oder zum Kitabesuch können sowohl Eltern als auch Kinder von ihren Mitmenschen gemobbt werden. Hans Tolzin verweist auf einen Fall im Ammerland, in welchem das Gesundheitsamt die Impfpasskontrolle mit Geldgeschenken gekoppelt hat[48]. Demnach

48 Landkreis Ammerland 2010, zit. von Tolzin, www.impfkritik.de, siehe Quellenverzeichnis.

versprach das Gesundheitsamt Geld für jene Schulklasse, welche sich am besten bei der Kampagne beteiligen würde, das heißt die besten Impfraten vorweisen würde. Dass Kinder von impfkritischen Eltern hier das Nachsehen haben, ist mehr als deutlich: Sie gefährden die „beste" Bilanz einer Klasse und würden so den „Sieg" verhindern, der mit einem Preisgeld verbunden ist. Die Klassengemeinschaft würde durch sie im Wettbewerb benachteiligt werden. Eine sichere Grundlage zur Ausgrenzung der „Übeltäter".

Impfkritik ist eine Lebenshaltung

Wenn Eltern aufgrund impfkritischer Meinungen Opfer ihrer Mitmenschen werden, trifft das immer auch ihre Kinder. Diese wissen oftmals nicht, warum ihnen etwas widerfährt, wieso Mitschüler plötzlich verächtlich gucken, wieso Lehrer nur noch knapp angebunden sind oder wieso andere Eltern ihre Kinder fortreißen, kommt man ihnen zu nahe. Meist ist es so, dass impfkritische Eltern selbstverantworteter leben als jene Eltern, die sich für das Impfen ohne Reflexion entscheiden. Dies ist aber kein alleiniges Merkmal gesundheitlicher Entscheidungen. Auch wenn Eltern einen Lebensentwurf wählen, der nicht dem gesellschaftlich genormten Entwurf entspricht, geraten sie in Kritik. Dasselbe betrifft die Berufswahl. Widerstand zeigt sich meist, wenn Eltern tatsächlich selbst-bewusst und selbst-verantwortlich auftreten. Impfkritik ist kein isoliertes Phänomen, sondern eingebunden in eine Fülle an Einstellungen, Motiven, Erfahrungen und Zielen, die in ihrer Gesamtheit einen Lebensentwurf zeichnen. Impfkritische Menschen sind häufig jene, die nicht das Erstbeste glauben, sondern sich eigenständig informieren, um sich eine reflektierte Meinung bilden zu können. Sie gehören nicht selten zu systemkritischen Menschen, Künstlern oder Intellektuellen.

Mobbing gegen selbstbestimmte Menschen

Eine kritische Haltung zum Impfen ist nur eine von vielen Facetten eines selbstbestimmten Lebens. Jedoch ist sie jene, an der vor allem die Kinder teilhaben und worüber sie sozialen Druck erfahren. Das macht die Angelegenheit so schwierig. Die gesellschaftlich angepassten Menschen fürchten Veränderungen oder echtes Anders-sein. Es passt nicht in bekannte Muster, wirkt befremdlich und letztlich gefährlich. Menschen mit gesundheitlicher Selbstbestimmung sind darum immer wieder Ziel von Mobbing-Handlungen. Es sind Unsicherheiten oder Ängste der unreflektierten Menschen, die dazu führen, dass die Meinungen anderer schlechtgemacht werden. Da Impfkritiker sich in der Regel bewusst mit der Thematik befasst haben, verfügen sie über Fachwissen und können das Für und Wider abwägen, um eine eigene Entscheidung zu treffen. Menschen, die einfach der Norm oder dem, was der Arzt sagt, vertrauen, können dies nicht. Sie bleiben unmündig und vertrauen Autoritäten. Diese haben, wenn sie das Impfen befürworten, meist eine festgefahrene Sichtweise. Impfen gehört demnach längst nicht mehr hinterfragt, sondern sollte vorbehaltlos akzeptiert werden. Diese kritiklose Meinung ergibt sich nicht selten aus der Verstrickung des Einzelnen in das Medizinsystem unserer Gesellschaft. Doch dass dieses von den Interessen der Pharma-Konzerne durchgesetzt ist, steht außer Frage.

Die Impfung als Merkmal der Zugehörigkeit

Selbstbestimmte Menschen sind es allerdings auch gewöhnt, Kritik für ihre Einstellungen zu erfahren. So ist die Impfkritik meist nicht das einzige Feld, auf welchem sich Widerstand bildet. Da die Impfkritiker aber dennoch Teil der Gesellschaft sind und Impfen immer wieder öffentlich diskutiert wird, ist der Impf-Diskurs von gesellschaftlicher Relevanz, anders als vielleicht eine individuelle Berufswahl zum Künstler oder ein Lebensentwurf als Aussteiger. Durch die gesellschaftliche Relevanz des Impfens sind am Diskurs unterschiedliche Institutionen beteiligt. Die Exklusion aufgrund impfkritischer Haltungen ist begründet in:

- den Sorgen und Ängsten der Eltern, die die Wirksamkeit der Impfungen inklusive der Infektionshypothese anerkennen,
- den Aussagen von Ärzten, Apothekern, Pharmaherstellern oder anderen Menschen in Gesundheitsberufen, die aufgrund ihrer Position in das medizinische System eingebunden sind, diesem vertrauen und davon profitieren,
- den Verlautbarungen kirchlicher Institutionen, die die Impfkritik mit Weltanschauungsfragen gleichsetzen und hinter Impfkritikern Scharlatane sehen, die von der Norm abweichen,
- den Normen der politischen und wirtschaftlichen Instanzen bzw. Einzelpersonen, die von der Impfstoffproduktion und dem Verkauf profitieren.

Es darf nicht vergessen werden, dass Impfen gewissermaßen auch den Status eines Rituals hat. Es kann als ein Initiationsritual interpretiert werden, wonach man nur vollwertiges Mitglied einer Gemeinschaft ist, wenn man eine Impfung empfangen hat. Das erweitert das Impfverständnis um eine sozio-spirituelle Ebene. Ausschluss bzw. Mobbing ist demnach legitim, da der Nichtgeimpfte gar kein vollwertiges Mitglied der Gesellschaft ist, dessen Meinung gleichberechtigt neben der der großen Mehrheit stehen darf. In der Zeit, in der Infektionskrankheiten in Europa kursierten und weite Teile der Bevölkerung eliminierten, galten Kinder erst der Familie zugehörig, als sie die Pocken überstanden hatten. So ähnlich ist es heute mit dem Impfen: Erst wenn die Kinder die gezielte Infizierung mit Krankheitserregern überstanden haben und einen korrekten Impfpass haben, sind sie voll anerkannte Mitglieder einer Gemeinschaft (zum Beispiel in der Schule oder im Kindergarten).

7.4 Eine Frage der Verantwortung

Bei der Impffrage sollte es nicht so sehr darum gehen, gesellschaftlichen Erwartungen zu entsprechen oder unbewusst zu handeln. Vielmehr sollte es um eine bewusste Entscheidung gehen, die mit allen möglichen Konsequenzen getragen wird. Das bedeutet, Impfverweigerer müssen sich auf stärkeren sozialen Widerstand einstellen und Impfbefürworter müssen eventuell mit den Nebenwirkungen von Impfungen zurechtkommen. Die Impffrage ist eine Gewissensfrage, die darin mündet, ob man bereit ist, Verantwortung für eine Entscheidung zu übernehmen oder nicht.

Impfkritik im größeren Kontext

Wer sich gegen eine Impfung entscheidet, ist in der Regel nicht nur mit dem Impfthema vertraut, sondern hat sich auch mit alternativmedizinischen Angeboten beschäftigt. Er weiß, dass die Schulmedizin lediglich ein Angebot von vielen ist, und er weiß auch, dass andere Medizinmodelle auf Impfungen verzichten und nicht weniger effektiv sein müssen als die Schulmedizin. Meist stehen Impfkritiker der Schulmedizin und dem Gesundheitssystem kritisch gegenüber. Sie haben sich mit Angeboten der Komplementärmedizin beschäftigt und kritisieren das Primat des rein wissenschaftlichen Medizinansatzes. Sie wissen, dass die Wissenschaft nur eine Sichtweise, jedoch keine absolute Wahrheit ist. Demnach respektieren sie andere Medizinmodelle und andere Weltanschauungen.

Komplementärmedizin

Dass eine Theorie oder ein Theorieansatz wissenschaftlich nicht belegt ist, stört viele Menschen nicht, sich dennoch damit zu befassen und Erfahrungen zu sammeln. So gehört zur Impfkritik auch die Suche nach Alternativen. Beides geht Hand in Hand, meist haben die Impfkritiker aber schon vor der Impfentscheidung eine gewisse Vorstellung von effektiver medizinischer Arbeit. Die Ärzte scheinen sich darauf einzustellen: Immer mehr bieten neben der rein schulmedizinischen Diagnose und Therapie Methoden der alternativen Heilkunde an. Zu den populärsten gehören die Homöopathie, Traditionelle Chinesische Medizin (TCM), Kräuterheilkunde, Entspannungstherapien, Kneipp-Anwendungen und die Osteopathie.

Auch wenn die Ansätze sich teilweise deutlich voneinander unterscheiden, ist es ein allgemeines Merkmal, dass die Verfahren als nebenwirkungsarm gelten. Ebenso gelten die alternativen Ansätze als universell einsetzbar: bei vielen verschiedenen Krankheiten und in unterschiedlichen Krankheitsphasen. Die Angebote der Komplementärmedizin werden als „natürlich", „ganzheitlich" oder „die Selbstheilungskräfte aktivierend" beschrieben. Ziel ist es, nicht nur ein Symptom zu lindern, sondern die Ursachen der Krankheiten zu finden und zu beheben. Viele dieser Ansätze sind wissenschaftlich nicht belegt und werden als pseudo-wissenschaftlich bezeichnet. Meist heißt es, die Wirkung solcher medizinischen Ansätze würde dem Placebo-Effekt ähneln, aber keinen darüber hinausgehenden therapeutischen Nutzen bringen. Dennoch erfreut sich die Alternativmedizin eines großen Zulaufs von Patienten und wie auch professioneller Heilkundler.

Alternativmedizin und Impfungen

Viele alternativmedizinische Ansätze lehnen das Impfen gänzlich ab oder kritisieren zumindest die unreflektierte, massenhafte Anwendung. Direkt vergleichbare Methoden zur Schutzimpfung gibt es in der Komplementärmedizin allerdings nicht. Dies liegt bereits in den abweichenden Ausgangstheorien begründet. Beispielsweise kennt man innerhalb der Traditionellen Chinesischen Medizin keine Bakterien oder Viren als Krankheitsauslöser, sondern nur Energieblockaden im Körper, die das Ergebnis von Ungleichgewichten sind. Natürlich gab es auch im alten China Krankheiten, die hier als Infektionskrankheiten bezeichnet werden würden, aber da die Ärzte keine Lehre der Mikrobiologie kannten, wurden die Krankheiten sowie deren Ursachen anders benannt. Ein Mensch kann sowohl in Europa als auch in China die Masern bekommen. Die Symptome sind dieselben. Aber sobald es zur Ursachenanalyse kommt, werden sich Schulmedizin und Traditionelle Chinesische Medizin unterscheiden. Dies wirkt sich auch auf die Präventions- und Therapieansätze aus. Während hier die Schutzimpfungen der Prävention von einigen wenigen Krankheiten dienen, geht die Traditionelle Chinesische Medizin davon aus, dass beim Erreichen und Halten eines energetischen Gleichgewichts der Mensch so stark ist, dass keine Krankheiten ausbrechen. Demzufolge wird weniger punktuell, sondern vielmehr ganzheitlich gedacht. Prävention bedeutet demnach also bewusster Lebenswandel: angemessene Ernährungsweise, Ausgleich bestehender Ungleichgewichte, eine der Konstitution angemessene Bewegung, Ruhe und Entspannung. Auch in anderen alternativmedizinischen Ansätzen wird die Prävention nicht gegen einzelne Krankheiten angestrebt, sondern so verstanden, dass Prävention immer ganzheitlich wirkt: Je stärker der Mensch, desto resistenter ist er gegen alle Formen von Krankheit.

Ersatz für das Impfen?

Für die Impffrage heißt das, dass sowohl Kinder als auch Erwachsene in ihrer Ganzheit gestärkt werden sollten. Würde man nur gegen eine einzige Krankheit bzw. gegen einige wenige Krankheitserreger mit einer Impfung vorbeugen, so wäre – würde man das Impfmodell akzeptieren – der Körper gegen diese immun, aber gegen tausend andere nicht. Wo ist da das Verhältnis von Nutzen und Risiko? Viele Keime können zu einer Krankheit führen, sich nur gegen zwei davon zu immunisieren, dürfte die restlichen nicht stören. So wird innerhalb der Alternativmedizin oftmals zu einem umfassenden Präventionsprogramm geraten, das weniger einzelne Keime berücksichtigt, sondern vielmehr die Widerstandskraft des Menschen – sprich: sein Immunsystem. Je stärker dieses ist, desto höher die Chance, Krankheitserreger abzuwehren oder Krankheitsverläufe zu mildern. Der Arzt, Homöopath und Impfkritiker Dr. Friedrich Graf beschreibt zehn Maßnahmen, mit denen das kindliche Immunsystem ohne Impfung gestärkt werden kann.

Zehn Alternativen zum Impfen (nach Dr. Friedrich Graf)

„1. eine selbstbestimmte Schwangerschaft und Geburt: mit Arzneiverzicht, kontinuierliche Hebammenbetreuung mit wenigen Facharztbesuchen, intime Geburt. Es geht um die Betonung des Gesunden, um die Angstvermeidung und um die Distanz zur Medizintechnik. Schließlich muss vor den horrenden Sektiozahlen [gemeint ist der Kaiserschnitt, Anm. d. A.] (Bundesdurchschnitt in 2007: 28 %!) gewarnt und beschützt werden.

2. das Stillen: mit gezielter Unterstützung und Ermutigung, Umgang mit den Krisen und Verhinderung einer zu frühen Resignation. Nicht gestillte Kinder sind nicht schlechter dran, wenn alle anderen hier erwähnten Alternativen ernst genommen werden.

3. der Nestschutz: kontinuierliche Bezugspersonen in Rundumbetreuung 3 bis 4 Lebensjahre lang und keine Horts oder Krippen! Das ist nicht realitätsfremd, vielmehr ist die aktuelle Diskussion der Frühbetreuung für die meisten Kinder bedrohlich.

4. Persönlichkeitsstärkung: vom Beginn an über Zuwendung, Liebe, Positivverstärkung durch Lob, aber auch Nein-Sagen in

Entschiedenheit, wo es angebracht ist. Stärkung des Kindes durch Herausforderungen und Überwindungen.

5. Ernährung: gute Orientierung gibt die Muttermilch als optimale Nahrung für die Zeiten intensivsten Wachstums. 7:4:1 ist das Verhältnis von Kohlenhydraten zu Fetten zu Eiweiß. Qualität und Rohlinge (von der Industrie unbehandelte Lebensmittel) sind zu bevorzugen. Verzicht von hocherhitzten Fetten (Fritteuse) mit den schädlichen Transfettsäuren beachten. Kuhmilch nur zum Kauen und nicht zum Trinken anbieten!

6. geistige Ernährung: 10 bis 12 Lebensjahre keine elektronischen Bildschirme, kein Fernsehen. Kinder lernen aus erster Hand durch Berührung, Spiel und Übung. Entscheidend wird die Kunst des Motivierens, denn Kinder lernen schnell, wenn das Interesse geweckt wird.

7. geeignete Kindergärten und Schulen: günstig sind der Waldkindergarten und Schulen mit attraktiven Angeboten. Privatinitiativen können gefragt sein.

8. Umgang mit Fieber: Nicht die Bekämpfung sondern die Unterstützung und vorteilhafte Nutzung sind notwendig. Danach wird die Immunisierung optimaler sein. Das sind für Eltern heute Grenzerfahrungen, die sich lohnen.

9. Selbstheilung voranstellen, Angebot Homöopathie: mit den Mitteln der Naturapotheke und mit den Homöopathika wird die Selbstheilung unterstützt, um Heilungen und Immungedächtnis zu erzielen. Mit zumutbaren Erkrankungen werden unzumutbare verhindert! Krankheiten und ihre Bewältigung sind für eine gute Gesundheit wichtig.

10 Langzeitkonzeption der Gesunderhaltung: hier helfen die Erfahrungen und Beobachtungen von Medizinern seit Jahrhunderten.

Nichts anderes formuliert die Homöopathie mit den ‚Miasmen‘, mit den Zusammenhängen vom Gesundbleiben und Krankwerden durch Vererbung und Umwelt. Die Konsequenzen sind hiernach vorrangig die Verhinderung von Unterdrückungen, die Vermeidung von Verdrängung und der Verzicht von Umweltschäden durch Chemie, Physik und Medizin einschließlich Impfungen.“[49]

Diese zehn Alternativen dienen als Impulse für eine selbstbestimmte Gesundheit. Es gibt sicher noch weitere Möglichkeiten, um das kindliche Immunsystem dauerhaft zu stärken. Impfungen erscheinen jedoch vielen aufgrund der riesigen Werbemaßnahmen als einzige effektive Maßnahme. Doch in Zeiten, in denen Infektionskrankheiten (durch Impfungen?) zurückgedrängt werden konnten, muss die Frage erlaubt sein, ob die Schutzimpfung nicht ein Relikt aus vergangenen Tagen ist und durch zeitangemessene Alternativen wenigstens teilweise ersetzt werden kann. Wenn berücksichtigt wird, in wie viele Kontexte das Impfen eingebettet ist (Medizin, Bildung, Politik, Religion, Gesellschaft), dürfte schnell klar sein, wie fest das Impfen in der Gesellschaft als Kulturgut bzw. Tradition verankert ist. Doch alles ist im Wandel. Wann kommt die Zeit für reflektierte und selbstbestimmte Entscheidungen für die eigene Gesundheit?

49 Graf 2008, www.sprangsrade.de, Link im Quellenverzeichnis.

8. Was nun? Impfen oder nicht impfen?

Wenn Sie hoffen, in diesem Buch eine klare Entscheidung für oder gegen das Impfen zu finden, werden Sie vielleicht enttäuscht sein. Das Thema ist allein auf der theoretischen Ebene äußerst komplex. Berücksichtigt man darüber hinaus die praktische Ebene von der Impf-Injektion bis zur politischen Entscheidung über eine mögliche Impfpflicht, geht jedes klare Ja oder Nein verloren. Dass Sie sich das vorliegende Buch gekauft haben, lässt vermuten, dass Sie zumindest das Impfen nicht fraglos akzeptieren, sondern berechtigte Fragen stellen über ein Thema, über das bereits etablierte Meinungen vorherrschen. Vielleicht sind Sie aber auch ein absoluter Impfkritiker, der auf der Suche nach weiteren Argumenten gegen eine Impfung ist. Oder Sie sind jemand, der einfach nur mehr über eine bevorstehende Impfung erfahren möchte. So unterschiedlich Ihre Motive sein können, so unterschiedlich können die Botschaften klingen, die Sie diesem Buch entnehmen. Die Frage, ob geimpft werden sollte oder nicht, lässt sich pauschal nicht beantworten. Für den Einzelfall kommt es nämlich auf die individuelle Entscheidungssituation an.

8.1 Entscheidungshilfen im Überblick

Eine Entscheidungssituation ist von vielen Faktoren geprägt, die nicht alle bewusst sind. Je mehr Sie sich aber mit dem Impfen befassen und unterschiedliche Meinungen einholen, desto besser kann in Ihnen eine bestimmte Erkenntnis reifen, die Sie nicht nur mit Worten beschreiben können, sondern die Sie auch fühlen können – das bekannte Bauchgefühl. Im Prinzip wissen Sie ab einem ganz bestimmten Punkt, ob Sie impfen lassen möchten oder nicht.

Vielleicht wussten Sie es schon intuitiv vor der Lektüre und haben sich das Buch gekauft, um nach schlüssigen Argumenten für oder gegen das Impfen zu suchen. Ganz gleich, wie viele Informationen Sie erhalten, sie sind alle nur Stützräder. Fahren müssen Sie allein! Um Ihnen den Weg zur Impfentscheidung zu erleichtern, erhalten Sie nun einige Hilfen, die die Inhalte dieses Buches zusammenfassen und die persönlichen Konsequenzen einer möglichen Entscheidung berücksichtigen.

Juristische Grundlagen

Impfen ist keine gesetzliche Pflicht. Sie haben jederzeit die Möglichkeit, sich für oder gegen eine Schutzimpfung zu entscheiden. Seien Sie vorsichtig, wenn Ihr Hausarzt Sie in Ihrer Entscheidung übergehen will, bloß weil er das Impfen als richtige und routinemäßige Maßnahme erachtet. Er benötigt Ihr bewusstes Einverständnis zur Behandlung, ansonsten handelt er strafbar, weil eine Behandlung – ganz gleich welcher Art – ohne Einverständnis des Patienten eine Körperverletzung ist. Juristisch hätten Sie dann die Möglichkeit, gegen den Arzt vorzugehen. Doch soweit muss es nicht kommen. Reden Sie über die Impfung und fragen Sie Ihren Arzt, warum er Impfungen befürwortet und welche Beweise er für die Wirksamkeit der Impfungen kennt.

Umgekehrt haben Sie das Recht auf eine Impfung. Laut den Menschenrechten stehen Ihnen ärztliche Versorgungsmaßnahmen zur Sicherung des Lebensstandards zu. Dazu können auch Impfungen gezählt werden, da sie nach herrschender Meinung einen großen Anteil am Lebensstandard zivilisierter Gesellschaften haben. Auch Ihre Kinder haben ein Recht auf Impfung und können davon Gebrauch machen. Selbst wenn Sie gegen das Impfen sein sollten, können Ihre Kinder (so zumindest die Meinung von Medizinrechtlern) die ärztliche Hilfe in Anspruch nehmen, wenn sie sich bewusst für das Impfen entscheiden. Wenn der Arzt erkennt, dass eine angemessene Reife und Einsichtsfähigkeit bei Ihrem Kind vorhanden ist, kann er dessen Entscheidung akzeptieren. Ein grundlegender Bestandteil beim Diskurs über das Impfen ist die Frage, was mehr wiegt: Elternrecht oder Kinderrecht. Ist das Kindeswohl gefährdet, wenn Eltern ihre Kinder nicht impfen lassen? Das Kindeswohl ergibt sich nur in den seltensten Fällen aus einer einzigen Situation. Zur Beurteilung, ob das Kindeswohl gefährdet ist, müssen die Verantwortlichen sämtliche Aspekte des kindlichen Lebens erfassen, um einen größtmöglichen Einblick in dessen Lebenswelt zu bekommen. Erhält es zum Beispiel keine Impfung, weil die Eltern das Kind vernachlässigen und selbst in unerfreulichen Verhältnissen leben, ist das etwas anderes, als wenn sich gebildete Eltern bewusst gegen das Impfen entscheiden und selbstständig nach Alternativen suchen.

Zu den juristischen Hinweisen gehört auch die Aufklärungsarbeit des Arztes. Von ihr profitieren beide: Der Arzt kann sich rechtlich absichern und der Patient erhält wichtige Informationen über eine bevorstehende oder mögliche Impfung. Nutzen Sie die vorherrschende rechtliche Situation für sich – nicht nur, um mehr Informationen über das Impfen zu erhalten, sondern um sich auch ein Bild von Ihrem Arzt zu machen. Es geht nicht nur darum, was er über das Impfen sagt, sondern es geht auch darum, wie er es sagt. Lesen Sie zwischen den Zeilen, haken Sie nach und stellen Sie Fragen nach Wirksamkeitsnachweisen, Studien oder Pharmastrategien.

Wirksamkeit und individuelle Ziele

Für eine Impfentscheidung spielen die jeweils gesetzten Ziele eine tragende Rolle. Warum möchten Sie geimpft werden? Möchten Sie es, weil es Ihnen Ihr Arzt geraten hat? Haben Sie Angst vor der nächsten Grippewelle oder einer zeckenbedingten FSME-

Erkrankung? Fürchten Sie sich allgemein vor Infektionskrankheiten? Werden Sie von Ihrem Umfeld zum Impfen gedrängt? Oder möchten Sie eine Impfung empfangen, weil das „einfach" dazugehört? Bei all diesen Motivationen spielen nicht nur Ihre eigenen Ziele eine Rolle. Auch Ihr Hausarzt verfolgt konkrete Ziele, genauso wie die Impfstoffhersteller. Setzen Sie Ihre Ziele und die der anderen in ein Verhältnis zu den möglichen Wirkungen und Nebenwirkungen einer Impfung.

Die Wirksamkeit gilt gemeinhin als sicher, doch es gibt auch Argumente, die gegen die proklamierte Wirksamkeit sprechen. Abgesehen von möglichen Komplikationen besteht ein Risiko, dass eine gegebene Impfung schlichtweg nicht die Wirkung erzielt, die versprochen wurde. Dies kann auf unterschiedliche Ursachen zurückgeführt werden. Manchmal werden Krankheiten von mehreren Erregern übertragen. Wenn aber nur gegen eine kleine Menge Erreger geimpft wird, gibt es immer noch genügend andere, die die Krankheit verursachen können. Relevante Wirksamkeitsnachweise sind selten. In der Regel gibt es nur die in der Kritik stehenden Zulassungsstudien. Langzeitbeobachtungen, die einen Nutzen für den Patienten sicherstellen sollen, gibt es nur in wenigen Ausnahmefällen.

Wenn Sie Ihr Kind zum Beispiel gegen Mumps, Masern und Röteln impfen lassen und das Kind nie diese Krankheiten bekommt, handelt es sich dann um einen Wirksamkeitsnachweis für die Schutzimpfung? Letztlich kann diese Frage nicht beantwortet werden, weil Vergleichsmöglichkeiten fehlen. Vielleicht hätte Ihr Kind die Krankheiten auch ohne Impfung nie bekommen, einfach weil es stark genug ist oder die Erreger insgesamt so stark zurückgedrängt worden sind, dass sie keine Gefahr mehr darstellen.

So gleicht der Versuch, die Wirksamkeit von Impfungen nachzuweisen, der Geschichte des Elefanten, die der Kommunikationswissenschaftler Paul Watzlawick (1921–2007) in seinem Werk *„Anleitung zum Unglücklich sein“* (1983) erzählt: „Ein Mann klatscht alle zehn Sekunden in die Hände. Nach dem Grund für dieses merkwürdige Verhalten befragt, erklärt er: ‚Um die Elefanten zu verscheuchen.‘ Auf den Hinweis, es gebe hier doch gar keine Elefanten, antwortet der Mann: ‚Na, also! Sehen Sie?‘“

Nebenwirkungen

Genauso wie die Wirksamkeit von Impfungen infrage gestellt ist, sind die möglichen Nebenwirkungen der Impf- und Zusatzstoffe ein entscheidender Kritikpunkt. Jede Arznei, die eine bestimmte Wirkung erzielen soll, bewirkt auch andere, teilweise schädliche Wirkungen. Die Folgen von Impfungen sind nicht weitgehend genug erforscht. Die Impfkritiker sehen die Ursache vor allem in Statistikfälschungen und interessengeprägter Forschung. Kurzum: Es fehlt die notwendige Unabhängigkeit der Forschung, um genug über die Nebenwirkungen herausfinden zu können. Wenn Sie sich für eine Schutzimpfung entscheiden, lesen Sie nicht nur den Beipackzettel durch, sondern suchen Sie selbstständig nach weiterführenden Informationen über das Medikament sowie seine Inhaltsstoffe. Bleiben Sie nicht unwissend, sondern nutzen Sie die Informationsvielfalt der neuen Medien. Recherchieren Sie nach Erfahrungsberichten anderer Patienten und holen Sie sich immer mehrere Meinungen ein.

Gerade schwerwiegende Impfschäden sind nicht zu unterschätzen und sollten als langfristige Nebenwirkungen berücksichtigt werden. Zur Debatte stehen neurologische Störungen oder Minderentwicklungen der geistigen Leistung – das sind tiefe Einschnitte in einen Lebenslauf. Bedenken Sie, dass Sie bei einer Impfung nicht nur einem Krankheitserreger ausgesetzt werden, sondern auch die Zusatzstoffe injiziert bekommen. Es handelt sich um einen

Cocktail unterschiedlichster Chemikalien, der in der Natur so nie vorkommen würde. Ist der menschliche Körper stark genug, um künstliche Substanzen gänzlich ohne Nebenwirkungen zu verarbeiten? Oder wird er durch eine Schutzimpfung mehr geschwächt als gestärkt, weil der Körper mit solchen Stoffen überfordert ist?

Infektionskrankheiten in Deutschland

Die Impfstoffhersteller geben bekannte Nebenwirkungen an. Dass diese nicht vollzählig sind, belegt das Meldesystem, mit dem Impfnebenwirkungen auch später noch registriert werden können. In der Regel würde es sich jedoch nur in ganz seltenen Fällen um schlimmere Nebenwirkungen handeln. Meist gibt es neben einer Impfreaktion Nebenwirkungen, die, vergleicht man sie mit den Folgen einer schweren Infektionskrankheit, in keiner Relation zu diesen stehen würden. Die Nebenwirkungen sollen demnach verträglicher sein als die Symptome oder Komplikationen einer Erkrankung, gegen die geimpft werden kann. Frei nach dem Motto: „Besser jetzt die Nebenwirkungen als später die fatalen Folgen einer Erkrankung." Dies hat unter bestimmten Umständen seine Berechtigung, gerade in Regionen, in denen Infektionskrankheiten grassieren, die ärztliche Versorgung und Hygiene mangelhaft sind und große Armut herrscht. Hier besteht – sofern die Impfungen tatsächlich immunisieren – ein klares Nutzen-Risiko-Verhältnis zugunsten der Impfung. Jedoch ist die Situation in Deutschland eine andere: Infektionskrankheiten sind nur noch selten epidemisch und die medizinische Versorgung ist auf einem hohen Level. Vielleicht ist der Rückgang der Infektionskrankheiten tatsächlich den Impfungen geschuldet. Aber ist das ein Grund, auch weiterhin zu impfen? Wäre es nicht eine gute Alternative, sich auf andere Bereiche der Prävention zu konzentrieren und diese so weit zu stärken, dass sie wie eine Impfung wirken können? Besonders die frühkindliche Bildung und Erziehung haben einen entscheidenden Einfluss auf das Immunsystem der Kinder. Stillen, Bindung, Zuwendung, frische Luft, freies Spiel, natürliche Ernährung und klare Alltagsstrukturen sind wichtige Grundpfeiler, auf denen aufgebaut werden kann.

Die Erklärung zu Infektionskrankheiten fußt auf der Idee, dass es Mikroorganismen als Krankheitserreger gibt, die in den menschlichen Körper eindringen können und dort zu Abwehrreaktionen führen können. Eine Impfung hat das Ziel, gegen die Erreger zu immunisieren. Es wird also punktuell gearbeitet. Es geht nicht darum, den gesamten Körper zu stärken, sondern ihn nur gegen eine einzige Erregerart zu schützen. Bereits im 19. und 20. Jahrhundert wurde dies kritisiert. Die einen sahen es als erwiesen an, dass sich die Erreger transformieren würden und durch ihre Formänderung eine impfbedingte Immunisierung umgehen könnten. Die anderen sahen es als wenig effektiv an, nur gegen einzelne Erregerstämme zu arbeiten, weil die Mikroorganismen nicht die Ursache von Krankheiten sind, sondern die Folge. Sie können sich demnach erst ansiedeln, wenn der Körper bereits geschwächt ist. Folglich muss es das Ziel sein, einen Menschen insgesamt zu stärken, damit sich sein Milieu verbessert und für Erreger unattraktiv wird. Ähnlich wird dies in der Traditionellen Chinesischen Medizin gesehen: Je stärker die Energie eines Menschen ist bzw. je besser diese im Körper zirkulieren kann, desto besser ist seine Gesundheit und desto geringer das Risiko einer Erkrankung – egal welcher Art.

Impfen zwischen Politik und Macht

Vergessen Sie bei Ihrer Impfentscheidung nicht, dass die Impfhersteller ihre Produkte loswerden wollen. Fragen Sie sich bei der nächsten Impfkampagne oder beim nächsten Panikbericht in der Zeitung: *Cui bono?* (lat. „Wem nützt es?") Wer hat am meisten davon, wenn Leute Angst vor Krankheiten haben, gegen die es einen vermeintlichen Schutz gibt. Das soll Sie nicht vom Impfen abhalten, wenn Sie das Bedürfnis nach Schutz haben und glauben, diesen mit der Impfung gefunden zu haben. Es soll Ihnen jedoch verdeutlichen, dass eine Schutzimpfung mehr ist als nur eine Arznei. Sie ist ein Wirtschaftsgut, ja Handelsware! Demzufolge ist sie den Gesetzen des Handels unterworfen. Ein Impfstoff wird hergestellt, beworben, verkauft und angewendet. All das verursacht Kosten und die Pharmahersteller möchten natürlich, dass ihre Einnahmen höher sind als die Ausgaben. Das heißt: Es muss geimpft werden – so viel wie möglich. Dafür steht die Pharmalobby in Kontakt mit Ärzte- und Patientenorganisationen einerseits und der Politik andererseits. Gerade der immer wiederkehrenden Debatte um eine mögliche Impfpflicht wird vorgeworfen, von Lobbyisten gesteuert zu werden. Doch weitaus wichtiger als die Impfpflichtdiskussion ist die Macht der Pharmakonzerne im Bereich der Zulassungsverfahren für neue Medikamente sowie im Vertrieb und der massenhaften Werbung in Fachpublikationen oder Laienmedien. Hier besteht eine finanzielle Abhängigkeit zwischen den vermögenden Pharmaunternehmen auf der einen Seite und den finanziell unterlegenen Organisationen und Einzelpersonen auf der anderen Seite. Dieses Machtgefälle erschwert unabhängige Forschungen oder Berichte, was zu einseitigen Informationskampagnen führt, die letztlich nichts weiter sind als Werbung.

Politiker stehen ebenso in einem Abhängigkeitsverhältnis zur Pharmalobby. Horst Seehofer gab in einem Interview von 2008 an, dass dies seit circa 30 Jahren der Fall sein würde und dass es nicht möglich sei, grundlegende Strukturen zu verändern. Das heißt, dass nicht nur Strukturelemente über mehrere Generationen weitergegeben worden sind, sondern dass auch bestimmte Glaubenssätze oder Meinungen über diesen Zeitraum konditioniert wurden – so zum Beispiel die Meinung, zum Impfen gebe es keine

Alternative. Berücksichtigen Sie in Ihrer Impfentscheidung die von jeher überlieferte Meinung! Vieles, was heute als Allgemeingut gilt, ist zunächst nichts weiter als Tradition. Hinterfragen Sie solche Überlieferungen und prüfen Sie sie vor aktuellen Bedingungen. Ist die Tradition noch gültig? Muss sie verändert werden? Wie kommt es, dass Sie über die Impfung denken, wie Sie über sie denken? Wer hat Einfluss auf Sie genommen?

Sozialer Druck

Nicht unwesentlich bei der Impfentscheidung ist die Bedeutung der gesellschaftlich etablierten Normen. Wer sich gegen das Impfen äußert, muss mit sozialem Druck – im schlimmsten Fall mit Ausgrenzung – rechnen. Wer sich hingegen impfen lässt, handelt konform und hat wenig zu befürchten – bis auf die Nebenwirkungen der Medikamente. Dass Impfen als soziale Norm anerkannt ist, erschwert die Impfentscheidung, denn aus rein medizinischen Überlegungen zur Impfung wird eine soziale Dimension gemacht, in der es nur zwei Möglichkeiten gibt: für oder gegen die Impfung. Ein Mittelweg wäre die Auswahl von wenigen Impfungen, die als sinnvoll erachtet werden. Die Impfentscheidung sollte jedoch nie für Impfungen getroffen werden, wenn die einzigen Argumente dafür die Erfüllung gesellschaftlicher Erwartungen sind.

8.2 Der normale Weg zum Impfen

Wenn Sie sich für das Impfen entschieden haben, gibt es einen standardisierten Prozess, in den Sie eingebunden werden. Dieser besteht aus zwei Teilen: Der erste Teil ist das Aufklärungsgespräch, der zweite ist das Impfen selbst. Nachbeobachtungen oder das Melden von Nebenwirkungen sind streng genommen nicht mehr Bestandteil des Impfens, gehören aber zum Gesamtprozedere dazu.

Das Aufklärungsgespräch

Das Aufklärungsgespräch ist nicht nur aus der medizinischen Sicht notwendig, um Patienten über Risiken, Wirkungen und Verhaltensweisen aufzuklären. Es ist auch juristisch eine gute Möglichkeit für den Arzt, sich gegen Haftungsansprüche abzusichern. Im *Deutschen Ärzteblatt* von 1997 heißt es dazu:

> *„Aus juristischer Sicht sollte von Ärzten nicht verschwiegen werden, daß [sic!] Impfungen keineswegs ein harmloser Eingriff in das Immunsystem sind. Auch mögliche Impfschäden sollten keineswegs a priori negiert werden. Ärzte sollten vielmehr Eltern in die Verantwortung für die Entscheidung ‚pro' oder ‚contra' impfen mit einbeziehen. (...) Es muß [sic!] daher mit Nachdruck darauf hingewiesen werden, daß [sic!] vor Durchführung jeder Impfung oder Impfserie eine Aufklärungspflicht des Arztes besteht, wodurch der Impfling oder seine Eltern oder Sorgeberechtigten in die Lage versetzt werden sollen, über die Teilnahme an der Impfung zu entscheiden."*[50]

Oftmals wird diese Pflicht vernachlässigt. Entweder gilt eine Impfung sowohl beim Arzt als auch beim Patienten als vollkommen standardisiertes Verfahren, so dass es keinerlei Bedarf an Informationsaustausch gibt. Oder dem Arzt fehlen grundlegende Informationen über die Impfungen, um nicht nur oberflächlich von der vermeintlichen Notwendigkeit zu berichten, sondern weiterführende Denkanstöße geben zu können. Umgekehrt kann es auch sein, dass sich ein Patient trotz aller Aufklärungsbemühungen des Arztes keinerlei Gedanken um das Impfen machen möchte oder

50 Bütikofer 1997, in: *Deutsches Ärzteblatt.*

dass sich der Patient aufgrund einer extrem kritischen Einstellung dem Impfen gegenüber auf kein Gespräch einlassen will. Sie sollten die Chance zum Gespräch jedoch unbedingt nutzen. Ein Gespräch verpflichtet Sie nicht zur Impfung. Wenn Sie die Möglichkeit haben, mit Ihrem Arzt über all Ihre Anliegen zu sprechen, und Sie das Glück haben, einen kompetenten Mediziner als Gesprächspartner zu haben, nutzen Sie das Aufklärungsgespräch zur Meinungsbildung, selbst wenn Sie bereits eine vorgefestigte Meinung haben. Bleiben Sie neuen oder anderen Informationen oder Ansichten gegenüber offen und lassen Sie auch abweichende Meinungen gelten. Bedenken Sie aber auch die komplexen Verstrickungen von Ärzten im Medizinsystem und dass große Pharmakonzerne hinter den Impfstoffen stehen.

Als Impulse für ein effektives Aufklärungsgespräch können Ihnen folgende Fragen behilflich sein, die Sie an Ihren Arzt richten können:

- Warum sollte ich mich bzw. mein Kind impfen lassen?
- Welche Nebenwirkungen des Impfstoffes sind bekannt?
- Gibt es Statistiken zur Wahrscheinlichkeit bestimmter Nebenwirkungen?
- Welche Methoden wurden genutzt, um die Wirksamkeit des Impfstoffes zu messen?
- Welcher Hersteller steht hinter dem Impfstoff?
- Gibt es Langzeitstudien zum patientenrelevanten Nutzen des Medikaments?

- Wie sieht das Krankheitsbild aus, gegen welches immunisiert werden soll?
- Wie hoch ist die tatsächliche Infektionsgefahr?
- Welche Therapien gibt es bei einer möglichen Infektion?
- Wie kann ich mich ohne Impfung schützen?
- Welche Zusatzstoffe sind in den Medikamenten enthalten?
- Gibt es Statistiken über die (Neben-)Wirkungen der Zusatzstoffe?
- Kann ich die Zulassungsstudien einsehen?
- Gibt es unabhängige Berichte über die Wirksamkeit des Impfstoffes? Wenn ja: Sind sie einsehbar?

Auch wenn es seit 2000 möglich ist, Aufklärung und Impfung am selben Tag durchzuführen, geben Sie sich nach dem Arztgespräch ausreichend Bedenkzeit und willigen Sie nicht sofort ein. Stellen Sie sich Ihr Arzt-Patienten-Gespräch wie das Gespräch zwischen einem unbescholtenen Bürger und einem Versicherungsverkäufer vor. Versicherungen können hilfreich und nützlich sein – aber nicht für jeden. Wägen Sie gut ab!

Die Impfung

Je nach Impfung gibt es unterschiedliche Applikationsformen. Am verbreitetsten ist die Impfung per Spritze. Aber auch Schluckimpfungen sind möglich. Darüber hinaus gibt es noch Applikationsverfahren, die recht unkonventionell sind und nur selten genutzt werden bzw. noch im Experimentierstadium stehen. So gibt es Impfstoffe, die über Hautpflaster oder nasal gegeben werden können. Für die von der STIKO empfohlenen Impfungen bleibt es jedoch in der Regel bei der bewährten Spritze.

Der Arzt desinfiziert als Erstes jenen Hautbereich, in welchen die Nadel gestochen werden soll. Danach setzt er die Spritze an und muss darauf achten, die Nadel weder zu tief noch zu oberflächlich in den Körper zu führen. Entscheidend ist, ob in die Haut, unter die Haut oder in den Muskel injiziert werden soll. Dabei wird zumeist in den Oberarm gespritzt. Soll in die Haut gestochen werden, kommen Impfpistolen oder Lanzetten zur Anwendung. Passive Impfungen werden ins Gesäß injiziert. Für sämtliche Injektionsverfahren gibt es unterschiedliche Methoden. Im „*Epidemiologischen Bulletin*" aus dem Jahr 2014 empfiehlt die STIKO folgende routinemäßige Praxis:

> *„Die Injektionskanüle sollte trocken sein, insbesondere sollte der Impfstoff die Kanüle außen nicht benetzen. Dies macht die Injektion schmerzhaft und kann zu Entzündungen im Bereich des Stichkanals führen. Nach Aufziehen des Impfstoffs in die Spritze und dem Entfernen evtl. vorhandener Luft sollte eine neue Kanüle für die Injektion aufgesetzt werden. Vor der Injektion muss die Impfstelle desinfiziert werden. Bei der Injektion sollte die Haut wieder trocken sein."*[51]

Die Impfung ist schnell erledigt. Beobachten Sie danach die unmittelbar möglichen Impfreaktionen wie Hautrötungen oder Schwächegefühle. Verschlimmern sich diese Symptome oder klingen sie nicht ab, konsultieren Sie Ihren Arzt.

51 Robert Koch-Institut 2014, www.rki.de, Link im Quellenverzeichnis.

8.3 Gibt es Alternativen?

Wenn Sie sich gegen das Impfen entscheiden, sollten Sie damit nicht im luftleeren Raum bleiben, sondern nach Alternativen suchen. Vielleicht kennen Sie aber auch schon einige Alternativangebote und lehnen deswegen die Impfungen ab. Wie auch immer Ihr Weg aussieht: Bleiben Sie Ihren Idealen treu und anderen Meinungen gegenüber offen. Solange keine akuten Gefahren bestehen, können Sie unterschiedliche Medizinmodelle kennenlernen und eigene Erfahrungen sammeln. Diese schaffen zunehmend ein Bewusstsein für klare medizinische Einstellungen und gesundheitliche Selbstbestimmung.

Natürliche Schwangerschaft und Geburt

Weil Impfungen immer wieder als Schutzangebot für Kinder beworben werden, müssen Impfverweigerer nach eigenen Schutzangeboten für ihren Nachwuchs suchen. Die einfachste Möglichkeit besteht darin, Mutter Natur zu folgen. Wenn gesundheitlich nichts dagegen spricht, sollten Sie Ihre Schwangerschaft und die Geburt Ihres Kindes so natürlich wie möglich belassen. Das bedeutet, sich nicht unnötigerweise in die Hände des Schulmedizinsystems zu begeben. Nutzen Sie die Angebote der freien Hebammen und überlegen Sie, ob Hausgeburten oder Entbindungen in Geburtshäusern für Sie infrage kommen. Geburten im Krankenhaus sind stressig – für Mutter und Kind. Beide werden nicht als Hüter und Träger des Lebens gesehen, sondern als Patienten, die medizinische Betreuung benötigen. Ein Krankenhaus ist für Kranke da. Vergessen Sie das nicht! Doch Sie als Mutter sind gesund – Ihr Kind sollte es auch sein.

Viele werdende Mütter möchten einen Kaiserschnitt, weil sie Angst vor den Geburtsschmerzen haben. Es steht außer Frage, dass solche Eingriffe im Krankenhaus erfolgen müssen. Aber so sehr auch mit dem Kaiserschnitt geworben wird: Er bleibt ein medizinischer Eingriff mit entsprechenden Risiken. Für die Kliniken sind Kaiserschnitte inzwischen lukrative Einnahmequellen, aber langfristige Folgen sind genauso möglich wie akute Probleme. Früher galt der Kaiserschnitt als Notmaßnahme, um Mutter und Kind zu retten. Heute kommt in Deutschland jedes dritte Kind per Kaiserschnitt zur Welt. Dabei umgeht es den Geburtskanal. Doch dieser natürliche Weg ist für die Gesundheit des Kindes immens wichtig. Ein Beispiel hierfür ist, dass Flüssigkeiten aus den Atemwegen des Kindes gepresst werden, weil der Geburtskanal eng ist. Die Lungen können sich so an die neuen Umstände besser anpassen. Untersuchungen zeigen, dass Kaiserschnittkinder krankheitsanfälliger sind – sowohl bei Infektionskrankheiten als auch bei chronischen Störungen wie Asthma. Kaiserschnittkinder leiden später auch vermehrt unter Allergien oder anderen Immundefekten. Eine Längsschnittstudie an knapp zwei Millionen dänischen Kindern ergab folgende Ergebnisse:

> *„Die Gefahr, später ein Asthma zu entwickeln, war bei Kindern, die ‚geholt' wurden, um 23 Prozent höher. Mit Kaiserschnitt entbundene Kinder litten später auch häufiger unter entzündlichen Darmerkrankungen wie Morbus Crohn oder Colitis ulcerosa (20 Prozent häufiger), Immundefekten (46 Prozent häufiger), juveniler Arthritis (10 Prozent häufiger), systemischen Erkrankungen des Bindegewebes (11 Prozent häufiger) und Leukämien (11 Prozent häufiger). Keinen Unterschied fanden die Forscher zwischen beiden Gruppen bei Erkrankungen an Diabetes, Psoriasis oder Zöliakie."*[52]

52 Schöne 2015, www.welt.de, Link im Quellenverzeichnis.

Auch wenn die Erhebung keinen eindeutigen Kausalzusammenhang zulässt, sind die Indizien eindeutig: Eine natürliche Geburt ist für die Kinder das Gesündeste. Das zeigt sich vor allem in Bezug auf Allergien und Immundefekte. Demnach leiden Kaiserschnittkinder häufiger unter Nahrungsmittelunverträglichkeiten und sind anfälliger für Antigene, die über die Atemwege aufgenommen werden. Befürworter natürlicher Geburten sehen für das Kind immense Vorteile, während ein Kaiserschnitt letztlich nur für die Mutter scheinbare Vorteile bringt. Eine natürliche Geburt ermöglicht den Kontakt des Kindes mit dem Scheidenmilieu, dies wirkt sich positiv auf die Abwehrkräfte des Kindes aus.

Das Immunsystem des Neugeborenen muss sich bereits während der Geburt neu organisieren. Der Darm des Ungeborenen ist beispielsweise steril. Erst während der Geburt kommt er mit Keimen in Kontakt. Das ist nicht schädlich, Im Gegenteil: Hier findet eine natürliche Impfung statt: Haut, Nägel und Haare kommen mit Mikroorganismen in Kontakt, die der Vaginal- und Darmflora sowie der Haut der Mutter angehören. Das Kind wird immunisiert und wichtige Keime, die dem Immunsystem dienen, können sich in der Darmflora des Babys ansiedeln. Gerade die Darmflora muss langfristig gestärkt werden, weil sie ein Zentrum des Immunsystems ist. Kaiserschnittkinder weisen eine weniger komplexe Darmflora auf als natürlich geborene Kinder.

Stillen statt Flaschennahrung

Um die Darmflora eines Kindes zu kräftigen und damit die Abwehrkräfte langfristig zu stärken, sollte die Mutter das Neugeborene stillen. Flaschennahrung ist nicht nur aus Sicht der Bindungstheorie fragwürdig, weil es beim Stillen um weit mehr als um die Nahrungsaufnahme geht. Flaschennahrung ist auch aus immunologischer Sicht von Nachteil. Forschungen haben nämlich gezeigt, dass die Darmflora von Kindern, die von Geburt an Muttermilch erhalten haben, in der ersten Zeit vorrangig mit milchsäurebildenden Bakterien besiedelt wird. Die Milchsäure ist für das Immunsystem wichtig, weil sie dafür sorgt, dass das Darmmilieu angesäuert wird. Der Säuregehalt erschwert es Krankheitserregern, sich dort anzusiedeln. „Flaschenkinder" weisen dagegen viel zu schnell eine Darmflora auf, die der von erwachsenen Menschen entspricht und letztlich nicht für die kindlichen Bedürfnisse angemessen ist.

Stillen kräftigt aber auch in „ganzheitlicher" Weise das Kind. Es wird gesättigt, erhält wichtige Bakterien und erfährt von Anfang an Geborgenheit und Zuwendung. Diese Zuwendung ist authentisch. Flaschennahrung führt zu einer unüberwindbaren Distanz zwischen Mutter und Kind, denn zwischen dem Körperkontakt steht immer die Flasche. Dabei ist der direkte Hautkontakt nicht nur für die späteren sozialen Fähigkeiten wichtig, sondern auch für die Kräftigung des Körpers. Das Kind weiß: Es wird gehalten und genährt.

Bindung

Kommt ein Kind per Kaiserschnitt zur Welt, wird es im wahrsten Sinne des Wortes aus der Mutter herausgerissen. Es wird in eine Welt hineingeworfen, statt selbst in sie hineinzugleiten. Was für ein Schock, bedenkt man, wie sich schon Erwachsene fürchten, wenn sie plötzlich aus dem Schlaf gerissen werden. Die frühkindliche Bindung wird vom Moment der Geburt gestört. Das geht beim Kaiserschnitt los und endet bei Stillproblemen. Beim Kaiserschnitt müssen Mutter und Kind meist länger in der Klinik zur Überwachung bleiben. Der Aufenthalt ist stressig, was Probleme beim Stillen verursachen kann. Entweder kann das Kind nicht richtig ansaugen oder die mütterliche Milchproduktion ist gestört.

Doch das Stillen ist für eine stabile Mutter-Kind-Beziehung absolut notwendig. Emotionale und physische Nähe wird mit biochemischer ergänzt. Das Wort „Stillen" bedeutet dann mehr als nur Ernährung. Es bedeutet: kindliche Bedürfnisse zu *stillen*. Dazu gehören das Verlangen nach psychischer Sicherheit und der Kontakt zu den am meisten vertrauten Menschen. Stabile Bindungsmuster können sich entwickeln, mit denen die Kinder später eigene soziale Beziehungen organisieren. Unsicher gebundene Kinder haben stärkere Probleme, soziale Regeln einzuhalten, als sicher gebundene Kinder. Zur frühkindlichen Bindung gehört nicht nur das bewusste Zeitnehmen für das Stillen, sondern auch häufige Nähe zwischen Eltern und Kind. Ein Kind möchte Zuwendung haben, um Orientierung und Selbstbewusstsein zu erlernen. Es alleine in einem Bett liegen zu lassen oder es in einem Zimmer allein zu lassen, weckt starke Unruhe und ein Gefühl des Verlassenseins. Die Bindungsfähigkeit kann abnehmen und Ängste und Aggressionen können vermehrt auftreten. Je zuverlässiger und liebevoller die Sorgeberechtigen zu Beginn sind, desto sicherer werden die Bindungsmuster und die Kinder lernen später, dass sie in die Welt hinausziehen können und gleichzeitig eine stabile Basis als Rückzugsort haben. Sie haben gewissermaßen Wurzeln und können zugleich ihre Flügel benutzen. So erleben Kinder weniger Stressmomente, was sich wiederum auf das Hormon- und Nervensystem günstig auswirkt.

Doch was heißt Bindung? In der Bindungstheorie meint die Bindung vor allem eine emotionale Beziehung zwischen Sorgeberechtigen und Kind. Besteht eine solche Bindung, kann sich das Kind in Momenten der Furcht auf Schutz und Beruhigung durch seine Bezugspersonen verlassen. Verhaltensweisen und Körpersignale vermitteln Zugehörigkeit und lassen erkennen, wie tief eine emotionale Beziehung zwischen dem Kind und seinen Bezugspersonen reicht. Um eine sichere Bindung aufzubauen, brauchen die Sorgeberechtigten nicht nur eine authentische Nähe zum Kind, sondern auch Empathie und Einfühlungsvermögen. Je feinfühliger die Eltern die Signale ihrer Kinder deuten können, desto besser können sie eine Situation erkennen und dem Kind helfen, Bedürfnisse zu äußern oder zu stillen. Die Bindungsforschung hat nachgewiesen, dass sich sicher gebundene Kinder nicht nur im sozialen Bereich besser entwickeln, sondern auch im kognitiven und emotionalen. Das Kind wird insgesamt vitaler und stabiler. Das wirkt sich positiv auf den Körper aus, der besser mit äußeren Einflüssen umgehen kann. Jennifer Puig von der University of Minnesota hat in einer Untersuchung[53] herausgefunden, dass als unsicher eingestufte Kinder im Erwachsenenalter sechsmal häufiger unter Diabetes, Herzerkrankungen oder Infarkten zu leiden hätten als sicher gebundene. Außerdem gaben die Probanden an, vermehrt unter Rücken- oder Hautproblemen zu leiden. Die vermutete Ursache dafür lautet Stress: Unsicher gebundene Kinder erleben mehr Stressmomente und folglich mehr Belastungen für den Körper.

Bewusster Lebenswandel

Natürliche Geburt, Stillen und frühkindliche Bindung sind drei wesentliche Grundpfeiler für ein stabiles Immunsystem. Der Vorteil dieser Maßnahmen ist, dass die Kinder „ganzheitlich" gestärkt werden und nicht nur gegen einzelne Krankheitserreger. Sie erfahren eine frühe Stärkung, die langfristig anhält und sich auch auf die Persönlichkeit auswirkt. Später können diese Kinder besser Entscheidungen treffen und eigene Standpunkte vertreten. Dies ist für alle Menschen wichtig, die den gesellschaftlichen Normen nicht kritiklos folgen möchten, sondern sich den Luxus einer eigenen Meinung gönnen wollen. Impfverweigerer sollten dabei ihre Entscheidung in den Bezug zu ihrem gesamten Lebensstil setzen.

53 [dpa] 2013, www.derwesten.de, Link im Quellenverzeichnis.

Meist resultiert jedoch die Entscheidung gegen das Impfen aus einem bereits vorhandenen bewussten Lebenswandel. Zu diesem gehört es, all das, was als sichergeglaubtes Wissen vorhanden ist, infrage zu stellen und immer wieder von vorne zu beginnen. Berufswahl, Partnerwahl, gesundheitliche Entscheidungen, Wohnortwahl etc. sollten nicht durch äußere Einflussnahmen getroffen werden, sondern durch authentische innere Motive. Diese gilt es zu erkennen – ebenso wie es zu erkennen gilt, wo der moderne Mensch überall manipuliert wird. Ein bewusster Lebenswandel führt dazu, dass man das Leben führen kann, welches man aus sich selbst heraus führen möchte, und nicht nur eines, wovon man glaubt, es sei notwendig oder „gar nicht mal so schlecht". Geben Sie sich mit „gar nicht mal so schlecht" nicht zufrieden. Suchen Sie in allen Lebensbereichen nach jenen Dingen, die Sie tatsächlich anstreben, besitzen oder aufgeben wollen.

Viele Menschen leiden in ihrem Berufsleben. Arbeitsstress, fehlende Motivation, Ärger mit den Kollegen – all das führt zu einer allgemeinen Schwächung und chronische Krankheiten können genauso ausgelöst werden wie akute Infektionskrankheiten. Der Mensch lebt nicht sein eigenes Leben, sondern eines, das von fremden Erwartungen geprägt ist. Das zehrt am Energiehaushalt und irgendwann ist nicht mehr genug Kraft vorhanden, um an allen Fronten gleichzeitig zu kämpfen. Meist ist der Ausbruch einer Krankheit dann nur noch das i-Tüpfelchen. Der Körper signalisiert: Stopp! Hören Sie in solch einem Falle auf ihn und beginnen Sie neben der Krankheitstherapie damit, Ihr Leben zu reflektieren. Es gibt eine Fülle an Literatur oder Seminaren zur Lebensgestaltung bzw. Lebenshilfe. Dass dafür ein Bewusstsein erwacht, zeigt auch das wachsende Interesse moderner Menschen an alten spirituellen oder philosophischen Schulen wie dem Buddhismus.

Je bewusster Sie leben, desto besser können Sie erkennen, welche Umstände und Einstellungen Ihnen gut tun und welche nicht.

Trennen Sie sich von schlechten Glaubenssätzen wie „Die Welt ist nicht gerecht" oder „Das schaffe ich nie". Es handelt sich um nichts weiter als um Konditionierungen. Solche Sätze treffen nicht die Wirklichkeit, sondern sind Konstruktionen, basierend auf subjektiven Erinnerungen. Diese können sie durchbrechen. Vielleicht erkennen Sie dann, dass Sie Beziehungen halten, die Sie schon vor Jahren hätten beenden sollen, oder Sie entschließen sich, nach einer neuen Arbeit zu suchen, die Ihren Wünschen und Fähigkeiten voll zusagt. Sprich: Sie gehen Ihrer Berufung nach, nicht nur einem Job. Ein bewusster Lebenswandel entwickelt sich immer mehr hin zu einem freien Sein. Sie können Energie freisetzen und gezielt kanalisieren, um wirklich nur die Projekte voranzutreiben, die Ihnen am Herzen liegen. Das ist nicht mit Egoismus zu verwechseln. Je mehr Sie zu sich selbst finden, desto mehr Mitgefühl können Sie auch für andere entwickeln. Eine altruistische Grundhaltung wird Ihnen immer mehr zu Eigen und Sie fühlen sich mit anderen Menschen verbunden.

Beobachten Sie sich einfach eine längere Zeit selbst und reflektieren Sie Ihre Entscheidungen. Kommen Sie Ihren eigenen Denkmustern auf die Schliche. Sie müssen nicht länger Opfer fremder Erwartungen oder Manipulation sein. Passen Sie Ihr Leben Ihren eigenen Vorstellungen an! Auch wenn es schwierig wirkt, ist dieser Weg der einzige, der langfristig vor einem unnötigen Energieverschleiß schützt und verborgene Kraftpotenziale freisetzt. Ohnmacht oder Hilflosigkeit sind typische Opferhaltungen, die anderen die Gelegenheit bietet, mit Ihnen spielen können. Je ohnmächtiger Sie sich fühlen, desto verängstigter sind sie und desto anfälliger sind Sie für Manipulationsversuche Ihrer Mitmenschen, der Werbeindustrie oder der Pharmakonzerne. Sie haben nur eine begrenzte Lebensenergie. Irgendwann erlischt diese. Nutzen Sie sie bis dahin, um ein selbstbestimmtes Leben zu führen. Dies wirkt sich heilend auf Ihre Gesundheit aus, denn Sie lassen eine Menge Ballast los, der unnötig Energie verbraucht. Sie bleiben nur noch bei dem, was Sie wollen.

Sie können Ihren nun bewussteren Lebenswandel mit einer überzeugten Entscheidung für oder gegen das Impfen beginnen, wenn Sie möchten. Beschäftigen Sie sich mit den unterschiedlichen Einflussfaktoren, die Ihre Gesundheit prägen. Dazu gehören die Ernährung, der Wohnort, der Beruf, soziale Strukturen, Glaubenssätze, Erwartungen, Vorerkrankungen, familiäre Krankheiten, die hygienische Situation usw. Bereits das Wahrnehmen dieser und weiterer Faktoren führt zu neuen Lösungen. Was Sie nicht wahrnehmen, ist nicht in Ihrem Bewusstsein. Folglich können Sie nicht damit arbeiten. Wenn Sie sich aber mit jenen Faktoren befassen, die Ihr Leben und Ihre Gesundheit prägen, können Sie die Dinge verändern. Bereits das Wahrnehmen gibt Ihnen Handlungsimpulse. Sie erkennen immer deutlicher, was gut für Sie ist und was nicht. Änderungen können Sie dann systematisch einleiten, indem Sie sich mit den Hintergründen beschäftigen und Alternativen suchen.

9. Ausblick

Gegenwärtig gehören die Impfungen zum Routineangebot der Ärzte. Sie werden massenhaft eingesetzt und sollen vor Krankheiten schützen. Die Nebenwirkungen sind jedoch nur unzureichend erforscht. Das bedeutet, dass es sowohl für die These, Impfungen seien schädlich, als auch für die These, Impfungen seien weitgehend harmlos, keine eindeutige Beweislage gibt. Zwar wird die Wirksamkeit der Impfungen durch Zulassungsstudien geprüft, aber diese Studien besitzen ein ungenügendes Forschungsdesign. Hinzu kommt die Tatsache, dass die Impfstoffhersteller die Studiensponsoren sind – und ihnen ist daran gelegen, ihre Wirkstoffe auf den Markt zu bringen. Schon allein dieser Umstand sollte ausreichend sein, um eine impfkritische Haltung einzunehmen. Manipulation und kommerzielle Interessensdurchsetzung sollten keine Mittel der modernen Medizin sein. Unabhängigkeit und Transparenz sind weitaus wichtiger, um das angeschlagene Vertrauen in die Pharmaindustrie und die Schulmedizin wiederherzustellen. Solange aber Statistiken manipuliert und Nebenwirkungsfälle unterschlagen werden, solange Pharmakonzerne ihre finanzielle Macht für die politische Einflussnahme ausnutzen, ist dem Medizinsystem gegenüber eine nüchterne, distanzierte Kritik durchaus angemessen.

Es scheint einen Zusammenhang zwischen der Einführung von Impfungen und dem Rückgang von Infektionskrankheiten zu geben. Das legen zumindest historische Vergleiche nahe. Dennoch ist bei dieser Argumentation Vorsicht geboten, denn tatsächliche statistische Erhebungen sind Mangelware und der schnelle Vergleich zwischen früher und heute täuscht über so manches Detail hinweg. Der Rückgang von Infektionskrankheiten ging nicht nur mit der Einführung von Impfungen einher, sondern auch mit der

Verbesserung der hygienischen Situation und dem ökonomischen Status einer Gesellschaft. Je wohlhabender eine Gesellschaft, desto höher ist auch das Gesundheitsniveau. Doch auch das gilt unter Vorbehalt. Zwar gibt es in Industrienationen wie Deutschland kaum Probleme durch Infektionskrankheiten, dafür erwachsen andere Störungen: Depressionen, Burn-out, Allergien, Diabetes, Immunschwächen, Krebs usw. Den Platz, den früher die Infektionskrankheiten eingenommen haben, besetzen heutzutage die chronischen Leiden. Gegen sie hilft keine Impfung. Vielleicht ist die Impfung an sich inzwischen auch gar nicht mehr erforderlich. Vielleicht ist sie nur noch ein Relikt aus alten Zeiten. Die heutigen medizinischen Probleme erfordern ein neues Medizinverständnis, eines, das sich nicht nur mit Symptomen und Symptomtherapien beschäftigt, sondern die Krankheit als Symbol für eine existenzielle Krise definiert, in der der Mensch als Ganzes steckt. Menschen werden nicht krank, weil die Erreger so stark sind. Sie werden krank, weil die Menschen so schwach sind, dass Mikroorganismen sie leicht überfallen können. Menschen werden krank, weil sie permanentem Stress, Hektik und unerfüllbaren Erwartungen ausgesetzt sind. Menschen werden krank, weil sie keinen Zugang zu sich selbst haben, weil sie ihre Energie vergeuden, statt sie gezielt und für ihr eigenes Wohlergehen einzusetzen. Menschen werden krank, weil die Gesellschaft erkrankt ist.

Ein bewusstes Leben im Einklang mit der Natur und sich selbst ist zwar keine absolute Gesundheitsgarantie, sehr wohl aber eine Basis, auf der Gesundheitszustände für bewusste Veränderungen genutzt werden können. So werden die Betroffenen von passiven Opfern zu aktiven Personen. Sie überlassen ihr Schicksal nicht synthetischen Medikamenten oder ärztlichen Diagnosen. Sie nehmen die Dinge selbst in die Hand. Und bei Bedarf nehmen sie ärztliche Hilfe in Anspruch. Schutzimpfungen sollten also nie gänzlich ausgeschlossen werden. Sie sollten lediglich bewusst eingesetzt werden. Die Menschen müssen wissen, was bei einer

Impfung passiert, was noch passieren könnte und was alles schon passiert ist. Der mediale und politische Umgang mit den Masern 2015 ist ein Paradebeispiel für den Umgang mit dem Impfen: Panikmache, Impfkampagnen und Impfpflichtdebatten waren die Folge der zahlreichen Erkrankungen. Es blieb bei den alten Strukturen. Statt Aufklärungsgespräche anzubieten, die Bevölkerung zu beruhigen oder einfache hygienische Maßnahmen ins Bewusstsein zu rücken, wurde reflexartig die Schutzimpfung „befohlen" – scheinbar als alternativlose Prävention. Die Masern 2015 sind der jüngste Anlass, die eigene Impfentscheidung kritisch zu betrachten und alle Faktoren von Nutzen und Risiken abzuwägen. Machen Sie von Ihrem Recht auf selbstbestimmte Gesundheit gebrauch: Sagen Sie Ja oder Nein zum Impfen.

Quellenverzeichnis

Abbott, Tony & Morrison, Scott (o. J.): No jab – no play and no pay for child care.
URL: http://www.liberal.org.au/latest-news/2015/04/12/no-jab-no-play-and-no-pay-child-care [17.04.2015].

Alt, Franz: Studie (2015): 2016 besitzt 1 Prozent der Weltbevölkerung mehr als der gesamte Rest.
URL: http://www.sonnenseite.com/de/wirtschaft/studie-2016-besitzt-1-prozent-der-weltbevoelkerung-mehr-als-der-gesamte-rest.html [19.05.2015].

arznei-telegramm (1999): FÄLSCHUNGEN IM MEDIZINBETRIEB.
URL: http://www.arznei-telegramm.de/html/1999_09/9909089_01.html [14.04.2015].

arznei-telegramm (2001): FSME-IMPFSTOFF TICOVAC – ZU SPÄT VOM MARKT UND DIE FOLGEN.
URL: http://www.arznei-telegramm.de/zeit/0104c.php3 [12.04.2015].

Atkinson, William; Wolfe, Charles & Hamborsky, Jennifer (Hrsg.) (2012): Epidemiology and Prevention of Vaccine-Preventable Diseases. The Pink Book. Course Textbook. Washington DC: Public Health Foundation.
URL: http://www.cdc.gov/vaccines/pubs/pinkbook/index.html [30.03.2015].

Ärzte für individuelle Impfentscheidung e. V. (o. J.): Impfstoffsicherheit in Deutschland.
URL: http://www.individuelle-impfentscheidung.de/index.php/stellungnahmen-mainmenu-13/26-impfstoffsicherheit-in-deutschland [13.04.2015].

Bachmair, Andreas (2015): Datenbank Impfschadensmeldungen.
URL: http://www.impfschaden.info/impfschaden-datenbank.html [13.05.2015].

Becker, Friedrich (1864): Das Gemeinschädliche der Kuhpocken-Impfung. Kassel: Freyschmidt.

Bouman, Leendert & Bok, S. T. (1927): Die Histopathologie der Encephalitis post vaccinationem. In: Zeitschrift für die gesamte Neurologie und Psychiatrie, 161. Jg., keine Heftnummer, S. 495–510.

Boytchev, Hristio (2015): Wie eine Ärztin sich für Flüchtlinge einsetzt.
URL: http://www.stern.de/gesundheit/masernausbruch-in-berlin-wie-eine-aerztin-sich-fuer-fluechtlinge-einsetzt-2181626.html [10.04.2015].

Brodt, Hans-Reinhard (2013): Antibiotika-Therapie. Klinik und Praxis der antiinfektiösen Behandlung. Stuttgart: Schattauer GmbH.

Buchwald, Gerhard (2008): Impfen. Das Geschäft mit der Angst. Lahnstein: emu-Verlag.

Bundesministerium für Familie, Senioren, Frauen und Jugend (2005): Ungeimpften Kindern wird die Aufnahme in Kindertageseinrichtungen verweigert.
URL: http://www.impfkritik.de/upload/pdf/Koerperverletzung/Schreiben-Familienministerium.pdf [12.04.2015].

Bundesministerium für Familie, Senioren, Frauen und Jugend (2014): Übereinkommen über die Rechte des Kindes. VN-Kinderrechtskonvention im Wortlaut mit Materialien.
URL: http://www.bmfsfj.de/RedaktionBMFSFJ/Broschuerenstelle/Pdf-Anlagen/_C3_9Cbereinkommen-_C3_BCber-die-Rechte-des-Kindes,property=pdf,bereich=bmfsfj,sprache=de,rwb=true.pdf [11.05.2015].

Bundesministerium für Gesundheit (2015): Meldungen 2015. Impfung schützt vor Masern. URL: http://www.bmg.bund.de/ministerium/meldungen/2015/masern-impfung.html [10.04.2015].

Bundesverband der Pharmazeutischen Industrie e. V. (2014): Pharma-Daten 2014. Berlin: kein Verlag.
URL: http://www.bpi.de/fileadmin/media/bpi/Downloads/Internet/Publikationen/Pharma-Daten/Pharmadaten_2014_DE.pdf [13.04.2015].

Bundeszentrale für gesundheitliche Aufklärung (2015): 20 Fragen und 20 Antworten.
URL: http://www.impfen-info.de/hintergrundwissen-impfen/20-fragen-und-antworten-zum-impfen/ [27.03.2015].

Bürgerliches Gesetzbuch in der Fassung der Bekanntmachung vom 2. Januar 2002 (BGBl. I S. 42, 2909; 2003 I S. 738), das zuletzt durch Artikel 1 des Gesetzes vom 22. Juli 2014 (BGBl. I S. 1218) geändert worden ist.
URL: http://www.gesetze-im-internet.de/bundesrecht/bgb/gesamt.pdf [30.03.2015].

Bütikofer, Julia (1997): Schutzimpfungen. Aufklärungspflicht aus juristischer Sicht. In: Deutsches Ärzteblatt, 94. Jg., Nr. 26, S. A-1794 / B-1518 / C-1416.

Dachverband Anthroposophische Medizin in Deutschland (o. J.): Stellungnahme des DAMiD zum Thema Impfen.
URL: http://www.damid.de/anthroposophische-medizin/positionen/14-schutzimpfungen-im-kindesalter.html [16.04.2015].

Dahlke, Ruediger (2006): Aggression als Chance. Be-Deutung und Aufgabe von Krankheitsbildern wie Infektion, Allergie, Rheuma, Schmerzen und Hyperaktivität. München: C. Bertelsmann.

Darai, Gholamreza et al. (Hrsg.) (2012): Lexikon der Infektionskrankheiten des Menschen. Erreger, Symptome, Diagnose, Therapie und Prophylaxe. Berlin: Springer Verlag.

Das Fünfte Buch Sozialgesetzbuch – Gesetzliche Krankenversicherung – (Artikel 1 des Gesetzes vom 20. Dezember 1988, BGBl. I S. 2477, 2482), das durch Artikel 2 Absatz 21 des Gesetzes vom 1. April 2015 (BGBl. I S. 434) geändert worden ist.
URL: http://www.gesetze-im-internet.de/bundesrecht/sgb_5/gesamt.pdf [14.04.2015].

Deutscher Zentralverein homöopathischer Ärzte (o. J.): Stellungnahme des Deutschen Zentralvereins homöopathischer Ärzte (DZVhÄ) zum Thema Impfen.
URL: https://www.dzvhae.de/dzvhae-presse/pressemitteilungen/-1-563.html [16.04.2015].

[dpa] (2013): Enge Eltern-Kind-Bindung macht Nachwuchs später gesünder.
URL: http://www.derwesten.de/gesundheit/enge-eltern-kind-bindung-macht-nachwuchs-spaeter-gesuender-id7609243.html [18.05.2015].

Eckard, Wolfgang & Jütte, Robert (2014): Medizingeschichte. Eine Einführung. Köln: Böhlau Verlag.

Eggert, Ullrich (1972): Keine Pockenpanik. Doch bis zum 17. April können sich neue Infektionen zeigen. In: Die Zeit, Jg. 1972, Heft 14.
URL: http://www.zeit.de/1972/14/keine-pockenpanik [02.04.2015].

Ehreth, Jenifer (2003): The global value of vaccination.
URL: http://www.uvm.edu/~bwilcke/ehreth.pdf [10.04.2015].

Esser, Christian & Randerath, Astrid (Regie & Drehbuch) (2008): Das Pharmakartell – Wie wir als Patienten betrogen werden. D: ZDF, Frontal21, 2008. Fassung: Online-Ressource,
URL: https://www.youtube.com/watch?v=W5L6yuxnLis [14.04.2015], 44,16 min.

Fletcher, Robert & Fletcher, Suzanne (2007): Klinische Epidemiologie. Grundlagen und Anwendung. Berlin: Huber Verlag.

GAVI & The Vaccine Fund (2002): The vaccine fund annual report 2002.
URL: http://www.gavi.org/Library/Publications/GAVI-Progress-reports/GAVI-Alliance-Progress-Report-2002/ [19.05.2015].

Geier, Mark & Geier, David (2003): Thimerosal in Childhood Vaccines, Neurodevelopment Disorders, and Heart Disease in the United States. In: Journal of American Physicians and Surgeons, Volume 8, Number 1, S. 6–11.
URL: http://www.jpands.org/vol8no1/geier.pdf [29.03.2015].

Generalversammlung der Vereinten Nationen (1948): Resolution der Generalversammlung 217 A (III). Allgemeine Erklärung der Menschenrechte. URL: http://www.un.org/depts/german/menschenrechte/aemr.pdf [30.03.2015].

Generalversammlung der Vereinten Nationen (1989): Übereinkommen über die Rechte des Kindes.
URL: http://www.national-coalition.de/pdf/UN-Kinderrechtskonvention.pdf [30.03.2015].

Goldacre, Ben (2013): Die Pharma-Lüge. Wie Arzneimittelkonzerne Ärzte irreführen und Patienten schädigen. Köln: Kiepenheuer & Witsch Verlag.

Gøtzsche, Peter (2014): Tödliche Medizin und organisierte Kriminalität. Wie die Pharmaindustrie unser Gesundheitswesen korrumpiert. München: Riva Verlag.

Graf, Friedrich (2008): Alternativen zum Impfen.
URL: http://www.sprangsrade.de/alternativen_zum_impfen.html [19.04.2015].

Graf, Friedrich (2014): Nicht impfen – was dann? Ascheberg: Sprangsrade Verlag.

Graf, Friedrich (2008): 10 Gründe die gegen die Masernimpfung sprechen.
URL: http://www.sprangsrade.de/masern.html [10.04.2015].

Grill, Markus (2010): Arzneimittel. Pharmalobby diktiert Gesetzesänderung Nr. 4.
URL: http://www.spiegel.de/wirtschaft/soziales/arzneimittel-pharmalobby-diktiert-gesetzesaenderung-nr-4-a-719507.html [14.04.2015].

Grundgesetz für die Bundesrepublik Deutschland in der im Bundesgesetzblatt Teil III, Gliederungsnummer 100-1, veröffentlichten bereinigten Fassung, das zuletzt durch Artikel 1 des Gesetzes vom 23. Dezember 2014 (BGBl. I S. 2438) geändert worden ist.
URL: http://www.gesetze-im-internet.de/bundesrecht/gg/gesamt.pdf [30.03.2015].

Hahnemann, Samuel (1921): Organon der Heilkunst, herausgegeben von Richard Haehl. Stuttgart: Hippokrates-Verlag, Reprint 1982.

Hesse, Carl-Gustav (1827): Von den Folgen der Kuhpocken- und Blatter-Impfung bei Baccinirten oder Geblatterten und über das Zusammentreffen von Kuhpocken mit Blattern. Leipzig: Hartmann.

[hil] (2013): Paracetamol in der Schwangerschaft möglicherweise problematisch.
URL: http://www.aerzteblatt.de/nachrichten/56390/Paracetamol-in-der-Schwangerschaft-moeglicherweise-problematisch [11.04.2015].

Hirte, Martin (2001): Impfen. Pro & Contra. Das Handbuch für die individuelle Impfentscheidung. München: Knaur Taschenbuch.

Infektionsschutzgesetz vom 20. Juli 2000 (BGBl. I S. 1045), das zuletzt durch Artikel 2 Absatz 36 u. Artikel 4 Absatz 21 des Gesetzes vom 7. August 2013 (BGBl. I S. 3154) geändert worden ist.
URL: http://www.gesetze-im-internet.de/bundesrecht/ifsg/gesamt.pdf [30.03.2015].

Initiative Information Natur Gesellschaft (2003): Pocken und die Hintergründe.
URL: http://www.initiative.cc/Artikel/2003_04_27%20Pocken.htm [02.04.2015].

Krafeld, Karl & Lanka, Stefan (2003): Impfen - Völkermord im Dritten Jahrtausend? Stuttgart : klein-klein-Verlag.

Kriwy, Peter (2007): Gesundheitsvorsorge bei Kindern. Wiesbaden: Verlag für Sozialwissenschaften.

Kuhrt, Nicola (2013): Mediziner warnen: Pharmaindustrie soll Leitlinien beeinflusst haben.
URL: http://www.spiegel.de/wissenschaft/medizin/leitlinien-werden-zunehmend-durch-pharmahersteller-beeinflusst-a-890556.html [15.04.2015].

Landkreis Ammerland (2010): Impfpasskontrolle des Gesundheitsamtes im Jahr 2010.
URL: http://www.impfkritik.de/upload/pdf/impf-mobbing/ammerland.pdf [13.05.2015].

Loibner, Johann (2014): Impfen – Das Geschäft mit der Unwissenheit. Ligist: Dr. Johann Loibner.

Loibner, Johann (2005): Impfung und Homöopathie. Hätte Hahnemann geimpft?
URL: http://homeoint.org/german/loibner/impfung.htm [16.04.2015].

Mayr, Anton (Hrsg.) (2007): Medizinische Mikrobiologie, Infektions- und Seuchenlehre. Stuttgart: Enke Verlag.

Ministerium für Arbeit und Sozialordnung, Familie, Frauen und Senioren Baden-Württemberg (2011): Antrag der Abgeordneten Gerhard Kleinböck u. a. SPD. Masern-Impfungen in Baden-Württemberg forcieren. Drucksache 15/1006.
URL: http://spdnet.sozi.info/bawue/rhn/gkleinb/dl/Stellungnahme_SM.pdf [11.04.2015].

Mohr, Werner & Gsell, Otto (Hrsg.) (1967): Infektionskrankheiten. Band 1: Krankheiten durch Viren. Teil 1: Krankheiten durch nachgewiesene Viren. Teil 2: Wahrscheinlich virusbedingte und virusähnliche Viren. Berlin: Springer Verlag.

Nassauer, Alfred & Meyer, Christiane (2004): Impfungen vonKindern und Jugendlichen auch gegen den Elternwillen? In: Bundesgesundheitsblatt, 47. Jg.,

keine Heftnummer, S. 1230–1238.
URL: http://edoc.rki.de/oa/articles/relCj8Zcqwxw/PDF/25ypSGe2rTG6.pdf [30.03.2015].

National Immunization Program, CDC (1999): Achievements in Public Health, 1900–1999 Impact of Vaccines Universally Recommended for Children -- United States, 1990–1998. In: MMWR Weekly, 1999/48(12); 243–248.
URL: http://www.cdc.gov/mmwr/preview/mmwrhtml/00056803.htm [19.05.2015].

Nittinger, Carl Georg Gottlob (1857): Das falsche Dogma von der Impfung und seine Rückwirkung auf Wissenschaft und Staat. München: Georg Franz.

Neosmart Consulting AG (2015): Ist die Impfung gegen Masern sinnvoll?
URL: http://www.zentrum-der-gesundheit.de/impfung-gegen-masern-ia.html [11.04.2015].

o. A. (2014): Impfstoffe/Zusatzstoffe.
URL: http://www.impfschaden.info/impfungen-allgemein/impfstoffe/zusatz-stoffe.html [29.03.2015].

o. A. (2015): Schul- und Kitaverbot für 330 Kinder.
URL: http://www.rbb-online.de/panorama/beitrag/2015/04/mehr-als-tausend-masernfaelle-in-berlin.html [10.04.2015].

Paul-Ehrlich-Institut (o. J.): Bericht über Verdachtsfälle einer über das übliche Ausmaß einer Impfreaktion hinausgehenden gesundheitlichen Schädigung (Verdacht auf Impfkomplikation) nach IfSG.
URL: http://www.akdae.de/Arzneimittelsicherheit/UAW-Meldung/IFSG-Berichtsbogen.pdf [13.05.2015].

Pfleiderer, Michael & Wichmann, Ole (2014): Von der Zulassung von Impfstoffen zur Empfehlung durch die Ständige Impfkommission in Deutschland. Kriterien zur objektiven Bewertung von Nutzen und Risiken. In: Bundesgesundheitsblatt, 58. Jg., keine Heftnummer, S. 1–11.
URL: http://www.pei.de/SharedDocs/Downloads/bundesgesundheitsblatt /2015/2015-zulassung-impfstoffe-empfehlung-stiko-kriterien-nutzen-risiko.pdf?__blob=publicationFile&v=2 [29.03.2015].

Rink, Lothar; Kruse, Andrea & Haase, Hajo (2015): Immunologie für Einsteiger. Berlin: Springer Verlag.

Robert Koch-Institut (2015): Antworten des Robert Koch-Instituts und des Paul-Ehrlich-Instituts zu den 20 häufigsten Einwänden gegen das Impfen.
URL: http://www.rki.de/DE/Content/Infekt/Impfen/Bedeutung/Schutzimpfungen_20_Einwaende.html#doc2378400bodyText2 [12.04.2015].

Robert Koch-Institut (2014): Epidemiologisches Bulletin. Aktuelle Daten und Informationen zu Infektionskrankheiten und public health. 25. August 2014 / Nr. 34.

URL: https://www.rki.de/DE/Content/Infekt/EpidBull/Archiv/2014/Ausgaben/34_14.pdf?__blob=publicationFile [21.04.2015].

Robert Koch-Institut (2015): Epidemiologisches Bulletin. Aktuelle Daten und Informationen zu Infektionskrankheiten und public health. 2. Februar 2015 / Nr. 5.
URL: http://www.rki.de/DE/Content/Infekt/EpidBull/Archiv/2015/Ausgaben/05_15.pdf;jsessionid=685487185A65A5C30E03CE7B8EB483 7B.2_cid298?__blob=publicationFile [10.04.2015].

Robert Koch-Institut (2015): Epidemiologisches Bulletin. Aktuelle Daten und Informationen zu Infektionskrankheiten und public health. 7. April 2015 / Nr. 14.
URL: http://www.rki.de/DE/Content/Infekt/EpidBull/Archiv/2015/Ausgaben/14_15.pdf?__blob=publicationFile [10.04.2015].

Scheiner, Otto (Hrsg.): Pathophysiologie viraler Infektionskrankheiten. Wien: Facultas Verlags- und Buchhandels AG.

Scheller, Nikolai Madrid et al. (2015): Quadrivalent HPV Vaccination and Risk of Multiple Sclerosis and Other Demyelinating Diseases of the Central Nervous System. In: JAMA. The Journal of the American Medical Association, Volume 313, Number 1, S. 54–61.
URL: http://jama.jamanetwork.com/article.aspx?articleid=2088853 [19.05.2015].

Schelling, Philip & Gaibler, Tonja (2012): Aufklärungspflicht und Einwilligungsfähigkeit. Regeln für diffizile Konstellationen. In: Deutsches Ärzteblatt, 109. Jg., Nr. 10, S. A-476, B-410, C-406.

Schiwy, Peter (1974): Impfung und Aufopferungsentschädigung. Berlin: Duncker und Humblot.

Schneeweiß, Burkhard, Pfleiderer, Michael & Keller-Stanislawski, Brigitte (2008): Impfsicherheit heute. In: Deutsches Ärzteblatt, 105. Jg., Nr. 34–35, S. 590–595.

Schnell, Rainer; Hill, Paul & Esser, Elke (2013): Methoden der empirischen Sozialforschung. München: Oldenbourg Verlag.

Schott, Gisela et al. (2010): Finanzierung von Arzneimittelstudien durch pharmazeutische Unternehmen und die Folgen – Teil 1: Qualitative systematische Literaturübersicht zum Einfluss auf Studienergebnisse, -protokoll und -qualität. In: Deutsches Ärzteblatt, 107. Jg., Nr. 16, S. 279–285.

Schönberger, K.; Ludwig, M.-S., Wildner, M. & Weissbrich, B. (2013): Epidemiology of Subacute Sclerosing Panencephalitis (SSPE) in Germany from 2003 to 2009: A Risk Estimation. In: PLoS ONE 8(7): e68909. doi: 10.1371/journal.pone.0068909.
URL: http://journals.plos.org/plosone/article?id=10.1371/journal.pone.0068909 [18.05.2015].

Schöne, Lajos (2015): Vaginalgeburt für Kinder meist die bessere Variante. URL: http://www.welt.de/gesundheit/article138301769/Vaginalgeburt-fuer-Kinder-meist-die-bessere-Variante.html [21.04.2015].

Seneff, Stephanie; Davidson, Robert & Liu, Jingjing (2012): Empirical Data Confirm Autism Symptoms Related to Aluminum and Acetaminophen Exposure. In: Entropy, Volume 14, Issue 11, S. 2227–2253.
URL: http://people.csail.mit.edu/seneff/Entropy/entropy-14-02227.pdf [11.04.2015].

Shaw, Chris & Tomljenovic, Lucija (2011): Do aluminum vaccine adjuvants contribute to the rising prevalence of autism?
URL: http://www.researchgate.net/profile/Lucija_Tomljenovic/publication/51813484_Do_aluminum_vaccine_adjuvants_contribute_to_the_rising_prevalence_of_autism/links/0c960516a46ecb9556000000.pdf [15.05.2015].

Siegenthaler, Walter & Blum, Hubert (Hrsg.) (2006): Klinische Pathophysiologie. Stuttgart: Georg Thieme Verlag.

Spiess, Heinz; Heininger, Ulrich & Jilg, Wolfgang (Hrsg.) (2005): Impfkompendium. Stuttgart: Thieme Verlag.

Sondertagung der Vereinten Nationen (2002): Impfungen und Impfstoffe. URL: https://www.unric.org/html/german/kinder/presse/7.pdf [30.03.2015].

Ständige Impfkommission (2014): Impfkalender 2014.
URL: http://www.rki.de/DE/Content/Kommissionen/STIKO/Empfehlungen/Aktuelles/Impfkalender.pdf?__blob=publicationFile [07.04.2015].

Stolten, Petra-Nicolin & Ratschko, Karl-Werner (Hrsg.) (2006): Die Medizinische Fachangestellte. Impfen leicht gemacht. Hannover: Schlütersche Verlagsgesellschaft GmbH.

Strafgesetzbuch in der Fassung der Bekanntmachung vom 13. November 1998 (BGBl. I S. 3322), das zuletzt durch Artikel 1 des Gesetzes vom 21. Januar 2015 (BGBl. I S. 10) geändert worden ist.
URL: http://www.gesetze-im-internet.de/bundesrecht/stgb/gesamt.pdf [12.04.2015].

Suttorp, Norbert et al. (Hrsg.) (2004): Infektionskrankheiten. Verstehen, erkennen, behandeln. Stuttgart: Georg Thieme Verlag.

Tautz, Christoph (o. J.): Masernimpfung und SSPE. Eine Stellungnahme von Dr. med. Christoph Tautz, Leitender Kinderarzt, Kinderklinik am Gemeinschaftskrankenhaus Herdecke.
URL: http://www.impfschaden.info/masern/sspe-und-masernimpfung.html [11.04.2015].

Thomas, Carlos (Hrsg.) (2010): Atlas der Infektionskrankheiten. Pathologie, Mikrobiologie, Klinik, Therapie. Stuttgart: Schattauer GmbH.

Thomssen, Reiner (2001): Schutzimpfungen. Grundlagen, Vorteile, Risiken. München: C.H. Beck Verlag.

Tolzin, Hans (2013): Antikörpertiter als Wirksamkeitsnachweis bei Impfstoffen. URL: http://www.impfkritik.de/antikoerpertiter/ [12.04.2015].

Tolzin, Hans (2013): Einführung ins Thema. URL: http://www.impfkritik.de/-einfuehrung-ins-thema/index.html [12.04.2015].

Tolzin, Hans (2015): Historische Publikationen, nach Erscheinungsjahr sortiert. URL: http://www.impfkritik.de/zeitdokumente/index.html [12.05.2015].

Tolzin, Hans (2013): Impfstoffsicherheit in Deutschland. URL: http://www.impfkritik.de/impfstoffsicherheit/index.html [13.04.2015].

Tolzin, Hans (o. J.): Körperverletzung. URL: http://www.impfkritik.de/koerperverletzung/ [12.04.2015].

Tolzin, Hans (2010): Preise für durchgeimpfte Schulklassen – subtiles Impf-Mobbing? URL: http://www.impfkritik.de/pressespiegel/2010111403.html [18.04.2015].

Transparency international Deutschland e. V. (2009): „Schweinegrippe"-Impfung: Transparency kritisiert potenzielle Interessenkonflikte und intransparente Entscheidungsprozesse bei der ständigen Impfkommission STIKO. URL: http://www.transparency.de/2009-09-14-Schweinegrippe.1494.0.html [15.04.2015].

VAERS – Vaccine Adverse Event Reporting System (2015): URL: https://vaers.hhs.gov/index [18.05.2015].

Vereinte Nationen (2002): Impfungen und Impfstoffe. URL: https://www.unric.org/html/german/kinder/presse/7.pdf. [15.05.2015].

Weiß, Christel (2013): Basiswissen Medizinische Statistik. Heidelberg: Springer Verlag.

Impfkalender

Impfung	Alter in Wochen	Alter in Monaten					Alter in Jahren					
	6	2	3	4	11–14	15–23	2–4	5–6	9–14	15–17	ab 18	ab 60
Tetanus		G1	G2	G3	G4	N	N	A1	A2		A (ggf. N)[d]	
Diphtherie		G1	G2	G3	G4	N	N	A1	A2		A (ggf. N)[d]	
Pertussis		G1	G2	G3	G4	N	N	A1	A2		A (ggf. N)[d]	
Hib *H. influenzae* Typ b		G1	G2[b]	G3	G4	N	N					
Poliomyelitis		G1	G2[b]	G3	G4	N	N		A1		ggf. N	
Hepatitis B		G1	G2[b]	G3	G4	N	N					
Pneumokokken		G1	G2	G3	G4	N						S[f]
Rotaviren	G1[a]	G2	(G3)									
Meningokokken C					G1 (ab 12 Monaten)		N					
Masern					G1	G2	N				S[e]	
Mumps, Röteln					G1	G2	N					
Varizellen					G1	G2	N					
Influenza												S (jährlich)
HPV Humane Papillomviren									G1[c] G2[c]	N[c]		

Erläuterungen

G Grundimmunisierung (in bis zu 4 Teilimpfungen G1–G4)

A Auffrischimpfung

S Standardimpfung

N Nachholimpfung (Grundimmunisierung aller noch nicht Geimpften bzw. Komplettierung einer unvollständigen Impfserie)

a Die 1. Impfung sollte bereits ab dem Alter von 6 Wochen erfolgen, je nach verwendetem Impfstoff sind 2 bzw. 3 Dosen im Abstand von mindestens 4 Wochen erforderlich.

b Bei Anwendung eines monovalenten Impfstoffes kann diese Dosis entfallen.

c Standardimpfung für Mädchen im Alter von 9–13 bzw. 9–14 Jahren (je nach verwendetem Impfstoff) mit 2 Dosen im Abstand von 6 Monaten, bei Nachholimpfung und Vervollständigung der Impfserie im Alter > 13 bzw. > 14 Jahren oder bei einem Impfabstand von < 6 Monaten zwischen 1. und 2. Dosis ist eine 3. Dosis erforderlich (Fachinformation beachten).

d Td-Auffrischimpfung alle 10 Jahre. Die nächste fällige Td-Impfung einmalig als Tdap- bzw. bei entsprechender Indikation als Tdap-IPV-Kombinationsimpfung.

e Einmalige Impfung für alle nach 1970 geborenen Personen ≥18 Jahre mit unklarem Impfstatus, ohne Impfung oder mit nur einer Impfung in der Kindheit, mit einem MMR-Impfstoff

f Einmalige Impfung mit Polysaccharid-Impfstoff

Epidemologisches Bulletin Nr. 34, Robert Koch-Institut, S. 307, 25. August 2014

Tabelle mit Impfempfehlungen der STIKO

Impfung gegen	Kategorie	Indikation	Anwendungshinweise (Packungsbeilage/ Fachinformation beachten)
Cholera	**R**	Aufenthalte in Infektionsgebieten, speziell unter mangelhaftenHygienebedingungen bei aktuellen Ausbrüchen, z. B. in Flüchtlingslagern oder bei Naturkatastrophen	Nach Angaben in den Fachinformationen des Herstellers
Diphtherie	**S/A**	Alle Personen bei fehlender oder unvollständiger Grundimmunisierung oder wenn die letzte Impfung der Grundimmunisierung oder die letzte Auffrischimpfung länger als 10 Jahre zurückliegt	Erwachsene sollen die nächste fällige Diphtherie-Impfung einmalig als Tdap-Kombinationsimpfung erhalten, bei entsprechender Indikation als Tdap-IPV-Kombinationsimpfung. Bei bestehender Diphtherie-Impfindikation und ausreichendem Tetanus- und Pertussis-Impfschutz sollte monovalent gegen Diphtherie geimpft werden. Ungeimpfte oder Personen mit fehlendem Impfnachweis sollten 2 Impfungen im Abstand von 4 – 8 Wochen und eine 3. Impfung 6 – 12 Monate nach der 2. Impfung erhalten. Eine Reise in ein Infektionsgebiet sollte frühestens nach der 2. Impfung angetreten werden.

Impfung gegen	Kate-gorie	Indikation	**Anwendungshinweise** (Packungsbeilage/ Fachinformation beachten)
FSME (Frühsommer-meningo-enzephalitis)	I	Personen, die in FSME-Risikogebieten Zecken exponiert sind oder	Grundimmunisierung und Auffrischimpfungen mit einem für Erwachsene bzw. Kinder zugelassenen Impfstoff nach Angaben in den Fachinformationen. Entsprechend den Empfehlungen der Gesundheitsbehörden; Hinweise zu FSME-Risikogebieten – veröffentlicht im *Epid. Bull.* 15/2014 – sind zu beachten.
	B	Personen, die durch FSME beruflich gefährdet sind (exponiertes Laborpersonal sowie in Risikogebieten, z. B. Forstarbeiter und Exponierte in der Landwirtschaft) Saisonalität beachten: April – November **Risikogebiete in Deutschland** sind zur Zeit insbesondere: ▸ **Baden-Württemberg** ▸ **Bayern** (außer dem größten Teil Schwabens und dem westlichen Teil Oberbayerns) ▸ **Hessen:** Landkreis (LK) Odenwald, LK Bergstraße, LK Darmstadt-Dieburg, Stadtkreis (SK) Darmstadt, LK Groß-Gerau, LK Offenbach, SK Offenbach, LK Main-Kinzig-Kreis, LK Marburg- Biedenkopf ▸ **Rheinland-Pfalz:** LK Birkenfeld ▸ **Saarland:** LK Saar-Pfalz-Kreis ▸ **Sachsen:** LK Vogtlandkreis	

Impfung gegen	Kategorie	Indikation	**Anwendungshinweise** (Packungsbeilage/ Fachinformation beachten)
FSME (Frühsommer-meningoenzephalitis)	**B**	▸ **Thüringen:** SK Jena, SK Gera, LK Saale-Holzland-Kreis, LK Saale-Orla-Kreis, LK Saalfeld-Rudolstadt, LK Hildburghausen, LK Sonneberg	
	R	Zeckenexposition in FSME-Risikogebieten außerhalb Deutschlands	
Gelbfieber	**R/B**	Entsprechend den Impfanforderungen der Ziel- oder Transitländer sowie vor Aufenthalt in bekannten Endemiegebieten im tropischen Afrika und in Südamerika; die Hinweise der WHO zu Gelbfieber-Infektionsgebieten sind zu beachten.	Einmalige Impfung in den von den Gesundheitsbehörden zugelassenen Gelbfieber-Impfstellen; Auffrischimpfungen in 10-jährigen Intervallen
Haemophilus influenzae Typ b (Hib)	**I**	Personen mit anatomischer oder funktioneller Asplenie	Einmalige Impfung. Ob Wiederholungsimpfungen sinnvoll sind, kann aufgrund unzureichender Datenlage derzeit nicht beurteilt werden.
Hepatitis A (HA)	**I**	▸ Personen mit einem Sexualverhalten mit hoher Infektionsgefährdung ▸ Personen mit häufiger Übertragung von Blutbestandteilen, z. B. Hämophile, oder mit Krankheiten der Leber/ mit Leberbeteiligung ▸ Bewohner von psychiatrischen Einrichtungen oder vergleichbaren Fürsorgeeinrichtungen	Grundimmunisierung und Auffrischimpfung nach Angaben in den Fachinformationen. Die serologische Vortestung auf Anti-HAV ist nur bei den Personen sinnvoll, die länger in Endemiegebieten gelebt haben oder in Familien aus Endemiegebieten aufgewachsen sind oder vor 1950 geboren wurden.

Impfung gegen	Kategorie	Indikation	Anwendungshinweise (Packungsbeilage/ Fachinformation beachten)
Hepatitis A (HA)	I	für Menschen mit Verhaltensstörung oder Zerebralschädigung	
	B	▸ Gesundheitsdienst (inkl. Küche, Labor, technischer und Reinigungs- bzw. Rettungsdienst, psychiatrische und Fürsorgeeinrichtungen, Behindertenwerkstätten, Asylbewerberheime): Durch Kontakt mit möglicherweise infektiösem Stuhl Gefährdete inkl. Auszubildende und Studenten ▸ Kanalisations- und Klärwerksarbeiter mit Abwasserkontakt ▸ Tätigkeit (inkl. Küche und Reinigung) in Kindertagesstätten, Kinderheimen u. ä.	
	R	Reisende in Regionen mit hoher Hepatitis-A-Prävalenz	
Hepatitis B (HB)	I	**1.** Personen, bei denen wegen einer vorbestehenden oder zu erwartenden Immundefizienz bzw. -suppression oder wegen einer vorbestehenden Erkrankung ein schwerer Verlauf einer Hepatitis-B-Erkrankung zu erwarten ist, z. B. HIV-Positive, Hepatitis-C-Positive, Dialysepatienten[a]	**Für die Indikationsgruppen 1–4 gilt:** Eine routinemäßige serologische Testung zum Ausschluss einer vorbestehenden HBV-Infektion vor Impfung gegen Hepatitis B ist nicht notwendig.

Impfung gegen	Kate-gorie	Indikation	Anwendungshinweise (Packungsbeilage/ Fachinformation beachten)
Hepatitis B (HB)	**I**	**2.** Personen mit einem erhöhten nichtberuflichen Expositionsrisiko, z. B. Kontakt zu HBsAg-Trägern in Familie/ Wohngemeinschaft, Sexualverhalten mit hohem Infektionsrisiko, i. v. Drogenkonsumenten, Gefängnisinsassen, ggf. Patienten psychiatrischer Einrichtungen[a]	Eine Impfung von bereits HBV-infizierten Personen kann gefahrlos durchgeführt werden, ist allerdings wirkungslos. Eine serologische Testung kann in bestimmten Situationen sinnvoll sein (z. B. aus Kostengründen, zur Vermeidung unnötiger Impfungen, bei hohem anamnestischem Expositionsrisiko wie beispielsweise bei HBsAg-positivem Sexualpartner).[b] Zur Kontrolle des Impferfolgs sollte 4–8 Wochen nach der 3. Impfstoffdosis Anti-HBs bestimmt werden (erfol reiche Impfung: Anti-HBs ≥ 100 IE/l).[c] Bei „Low-Respondern" (Anti-HBs 10 – 99 IE/l) wird eine sofortige weitere Impfstoffdosis mit erneuter Anti-HBs- Kontrolle nach weiteren 4 – 8 Wochen empfohlen. Falls Anti-HBs immer noch < 100 IE/l, bis zu 2 weitere Imp stoffdosen jeweils mit anschließender Anti-HBs-Kontrolle nach 4 – 8 Wochen. Welches Vorgehen sinnvoll ist, falls nach insgesamt 6 Impfstoffdosen weiterhin Anti- HBs < 100 IE/l, wird kontrovers diskutiert;
	B	**3.** Personen mit einem erhöhten beruflichen Expositionsrisiko, z. B. expositionsgefährdetes Personal in medizinischen Einrichtungen (einschließlich Auszubildender, Labor- und Reinigungspersonal), Ersthelfer, Polizisten, Personal von Einrichtungen, in denen eine erhöhte Prävalenz von Hepatitis-B-Infizierten zu erwarten ist (z. B. Gefängnisse, Asylbewerberheime, Behinderteneinrichtungen)[a,b]	
	R	**4.** Reiseindikation individuelle Gefährdungsbeurteilung erforderlich	

Impfung gegen	Kate-gorie	Indikation	**Anwendungshinweise** (Packungsbeilage/ Fachinformation beachten)
Hepatitis B (HB)	**R**	[a] Die angeführten Personengruppen haben exemplarischen Charakter und stellen keine abschließende Indik tionsliste dar. In jedem Fall ist eine individuelle Risikobeurteilung erforderlich (siehe Epid. Bull. 36/2013)[2]. [b] Im Bereich der Arbeitsmedizin sind die Empfehlungen der ArbMedVV zu beachten. [c] Bei zur Gruppe 4 (Reiseindikation) gehörigen Personen ist individuell abzuwägen, ob angesichts des konkreten Expositionsrisikos und des individuellen Risikos eines Impfversagens eine Impferfolgskontrolle erforderlich erscheint.	siehe Erläuterungen im Epid. Bull. 36/2013.[2] Bei „Non-Respondern" (Anti-HBs < 10 IE/l) Bestimmung von HBsAg und Anti-HBc zum Ausschluss einer best henden chronischen HBV-Infektion. Falls beide Parameter negativ sind, weiteres Vorgehen wie bei „Low-Respondern" (s. o.). Nach erfolgreicher Impfung, d. h. Anti-HBs ≥ 100 IE/l, sind im Allgemeinen keine weiteren Auffrischimpfungen erforderlich. Ausnahme: Patienten mit humoraler Immundefizienz (jährliche Anti-HBs-Kontrolle, Auffrischimpfung wenn Anti-HBs < 100 IE/l), ggf. Personen mit besonders hohem individuellem Expositionsrisiko (Anti-HBs-Kon rolle nach 10 Jahren, Auffrischimpfung wenn Anti-HBs < 100 IE/l). Bei im Säuglingsalter gegen Hepatitis B geimpften Personen mit neu aufgetretenem Hepatitis-B-Risiko (Indikationen 1–4) und unbekanntem Anti-HBs sollte eine weitere Impfstoffdosis gegeben werden mit anschließender serologischer Kontrolle (s. o.).

Impfung gegen	Kate-gorie	Indikation	**Anwendungshinweise** (Packungsbeilage/ Fachinformation beachten)
Humane Papillom-viren (HPV)			s. S. 315
Influenza	S	Personen ≥ 60 Jahre	Jährliche Impfung im Herbst mit einem Impfstoff mit aktueller, von der WHO empfohlener Antigenkombination.
	I	Alle Schwangeren ab 2. Trimenon, bei erhöhter gesundheitlicher Gefährdung infolge eines Grundleidens ab 1. Trimenon	Impfung mit einem Impfstoff mit aktueller, von der WHO empfohlener Antigenkombination
		Kinder, Jugendliche und Erwachsene mit erhöhter gesundheitlicher Gefährdung infolge eines Grundleidens, wie z. B.: ▸ chronische Krankheiten der Atmungsorgane (inklusive Astma und COPD) ▸ chronische Herz-Kreislauf-, Leber- und Nierenkrankheiten ▸ Diabetes mellitus und andere Stoffwechselkrankheiten ▸ chronische neurologische Krankheiten, z. B. Multiple Sklerose mit durch Infektionen getriggerten Schüben	Jährliche Impfung im Herbst mit einem Impfstoff mit aktueller, von der WHO empfohlener Antigenkombination. Kinder und Jugendliche im Alter von 2 bis einschließlich 17 Jahren können mit inaktiviertem Impfstoff oder mit einem attenuierten Influenza-Lebendimpfstoff (LAIV) geimpft werden, sofern keine Kontraindikation besteht (s. Fachinformation). Bei Kindern im Alter von 2 bis einschließlich 6 Jahren sollte LAIV bevorzugt angewendet werden.

Impfung gegen	Kategorie	Indikation	Anwendungshinweise (Packungsbeilage/ Fachinformation beachten)
Influenza	I	▸ Personen mit angeborener oder erworbener Immundefizienz mit T- und/oder B-zellulärer Restfunktion bzw. Immunsuppression ▸ HIV-Infektion Bewohner von Alters- oder Pflegeheimen	
	B/I	Personen mit erhöhter Gefährdung, z. B. medizinisches Personal, Personen in Einrichtungen mit umfangreichem Publikumsverkehr sowie Personen, die als mögliche Infektionsquelle für von ihnen betreute Risikopersonen fungieren können.	Jährliche Impfung im Herbst mit einem Impfstoff mit aktueller, von der WHO empfohlener Antigenkombination.
		Personen mit erhöhter Gefährdung durch direkten Kontakt zu Geflügel und Wildvögeln	Eine Impfung mit dem aktuellen saisonalen humanen Influenza-Impfstoff bietet keinen direkten Schutz vor Infektionen durch den Erreger der aviären Influenza, sie kann jedoch Doppelinfektionen mit den aktuell zirkulierenden Influenzaviren verhindern (s. a. TRBA 608 des ABAS unter www.baua.de > Themen von A – Z > Biologische Arbeitsstoffe > Technische Regeln für Biologische Arbeitsstoffe (TRBA)).

Impfung gegen	Kategorie	Indikation	**Anwendungshinweise** (Packungsbeilage/ Fachinformation beachten)
Influenza	**R/I**	Für Reisende ab 60 Jahren und die unter I (Indikationsimpfung) genannten Personengruppen, die nicht über einen aktuellen Impfschutz verfügen, ist die Impfung generell empfehlenswert, für andere Reisende ist eine Influenza-Impfung nach Risikoabwägung entsprechend Exposition und Impfstoffverfügbarkeit sinnvoll.	Impfung mit einem Impfstoff mit aktueller, von der WHO empfohlener Antigenkombination
	I	Wenn eine intensive Epidemie aufgrund von Erfahrungen in anderen Ländern droht oder nach deutlicher Antigendrift bzw. einer Antigenshift zu erwarten ist und der Impfstoff die neue Variante enthält	Entsprechend den Empfehlungen der Gesundheitsbehörden
Masern	**S**	Nach 1970 geborene Personen ≥ 18 Jahre mit unklarem Impfstatus, ohne Impfung oder mit nur einer Impfung in der Kindheit	Einmalige Impfung mit einem MMR-Impfstoff
	I	Im Rahmen eines Ausbruchs: Nach 1970 Geborene mit unklarem Impfstatus, ohne Impfung oder mit nur einer Impfung in der Kindheit	

Impfung gegen	Kategorie	Indikation	**Anwendungshinweise** (Packungsbeilage/ Fachinformation beachten)
Masern	**B**	Nach 1970 Geborene mit unklarem Impfstatus, ohne Impfung oder mit nur einer Impfung in der Kindheit, die im Gesundheitsdienst oder bei der Betreuung von Immundefizienten bzw. -supprimierten oder in Gemeinschaftseinrichtungen tätig sind	
Meningokokken-Infektionen (Serogruppen ACWY)	**I**	Gesundheitlich gefährdete Personen mit angeborener oder erworbener Immundefizienz bzw. -suppression mit T- und/ oder B-zellulärer Restfunktion, insbesondere Komplement-/Properdindefekte, Hypogammaglobulinämie, funktioneller oder anatomischer Asplenie	Impfung mit 4-valentem ACWY-Konjugatimpfstoff, sofern für die Altersgruppe zugelassen; (s. S. 317)
	I	Bei Ausbrüchen oder regionalen Häufungen auf Empfehlung der Gesundheitsbehörden (s. S. 325)	Entsprechend den Empfehlungen der Gesundheitsbehörden
	B	Gefährdetes Laborpersonal (bei Arbeiten mit dem Risiko eines *N.-meningitidis-Aerosols*)	Impfung mit 4-valentem ACWY-Konjugatimpfstoff. Bei bereits mit Polysaccharid-Impfstoff geimpften Personen sollte bei der nächsten fälligen Auffrischimpfung

Impfung gegen	Kate-gorie	Indikation	Anwendungshinweise (Packungsbeilage/ Fachinformation beachten)
Meningo-kokken-Infek-tionen (Sero-gruppen ACWY)	B		mit 4-valentem Konjugatimpfstoff geimpft werden. Ist bereits eine Impfung mit konjugiertem Men-C-Impfstoff erfolgt, ist eine weitere Impfung mit 4-valentem Konjugatimpfstoff empfohlen.
	R	Reisende in Länder mit epidemischem/hyperendemischem Vorkommen, besonders bei engem Kontakt zur einheimischen Bevölkerung (z. B. Entwicklungshelfer, Katastrophenhelfer, medizinisches Personal, bei Langzeitaufenthalt); dies gilt auch für Aufenthalte in Regionen mit Krankheitsausbrüchen und Impfempfehlung für die einheimische Bevölkerung (WHO- und Länderhinweise beachten).	Impfung mit 4-valentem ACWY-Konjugatimpfstoff, sofern für die Altersgruppe zugelassen; (s. S. 317)
	R	Vor Pilgerreise nach Mekka (Hadj)	Impfung mit 4-valentem ACWY-Konjugatimpfstoff, sofern für die Altersgruppe zugelassen; (s. S. 317) (Einreisebestimmungen beachten)
	R	Schüler/Studenten vor Langzeitaufenthalten in Ländern mit empfohlener allgemeiner Impfung für Jugendliche oder selektiver Impfung für Schüler/Studenten	Entsprechend den Empfehlungen der Zielländer

Impfung gegen	Kate-gorie	Indikation	**Anwendungshinweise** (Packungsbeilage/ Fachinformation beachten)
Mumps	**B**	Nach 1970 Geborene mit unklarem Impfstatus, ohne Impfung oder mit nur einer Impfung in der Kindheit, die in Gesundheitsdienstberufen in der unmittelbaren Patientenversorgung, in Gemeinschaftseinrichtungen oder Ausbildungseinrichtungen für junge Erwachsene tätig sind.[15]	Einmalige Impfung mit MMR-Impfstoff
Pertussis	**S/A**	Erwachsene sollen die nächste fällige Td-Impfung einmalig als Tdap-Kombinationsimpfung erhalten.	Tdap-Kombinationsimpfstoff, bei entsprechender Indikation Tdap-IPV-Kombinationsimpfstoff (zu verfügbaren Impfstoffen s. auch Tab. 8, S. 336)
	I	Sofern in den letzten 10 Jahren keine Pertussis-Impfung stattgefunden hat, sollen 1 Dosis Pertussis-Impfstoff erhalten: ▸ Frauen im gebärfähigen Alter, ▸ enge Haushaltskontaktpersonen (Eltern, Geschwister) und Betreuer (z. B. Tagesmütter, Babysitter, ggf. Großeltern) eines Neugeborenen spätestens 4 Wochen vor Geburt des Kindes. Erfolgte die Impfung nicht vor der Konzeption, sollte die Mutter bevorzugt in den ersten Tagen nach der Geburt des Kindes geimpft werden.	

Impfung gegen	Kategorie	Indikation	**Anwendungshinweise** (Packungsbeilage/ Fachinformation beachten)
Pertussis	**B**	Sofern in den letzten 10 Jahren keine Pertussis-Impfung stattgefunden hat, sollte Personal im Gesundheitsdienst sowie in Gemeinschaftseinrichtungen 1 Dosis Pertussis-Impfstoff erhalten.	
Pneumo-kokken-Krankheiten	**S**	Personen ≥ 60 Jahre	Einmalige Impfung mit einem Polysaccharid-Impfstoff
	I	Kinder, Jugendliche und Erwachsene mit erhöhter gesundheitlicher Gefährdung infolge einer Grundkrankheit: **1.** Angeborene oder erworbene Immundefekte bzw. Immunsuppression, wie z. B.: ▸ T-Zell-Defizienz bzw. gestörte T-Zell-Funktion ▸ B-Zell- oder Antikörperdefizienz (z. B. Hypogammaglobulinämie) ▸ Defizienz oder Funktionsstörung von myeloischen Zellen (z. B. Neutropenie, chronische Granulomatose, Leukozytenadhäsionsdefekte, Signaltransduktionsdefekte) ▸ Komplement- oder Properdindefizienz	Gefährdete Kleinkinder bis zum Alter von einschließlich 4 Jahren sollen mit Pneumokokken-Konjugatimpfstoff geimpft werden (Anzahl Impfstoffdosen altersabhängig, s. Tabelle 7, S. 330), s. auch Stellungnahme der STIKO zur Indikationsimpfung von gefährdeten Kindern im *Epid. Bull.* 33/2010. Ab dem Alter von 5 Jahren kann die Impfung mit dem 13-valenten Pneumokokken-Konjugatimpfstoff oder dem 23-valenten Polysaccharid-Impfstoff erfolgen.

Impfung gegen	Kate-gorie	Indikation	**Anwendungshinweise** (Packungsbeilage/ Fachinformation beachten)
Pneumo-kokken-Krank-heiten	I	▸ neoplastische Krankheiten ▸ HIV-Infektion ▸ nach Knochenmarktransplantation ▸ immunsuppressive Therapie* (z. B. wegen Organtransplantation oder Autoimmunerkrankung) **2**. Chronische Krankheiten, wie z. B.: ▸ chronische Erkrankungen des Herzens, der Atmungsorgane (z. B. Asthma, Lungenemphysem, COPD), der Leber oder der Niere ▸ Stoffwechselkrankheiten, z. B. Diabetes mellitus ▸ neurologische Krankheiten, z. B. Zerebralparesen oder Anfallsleiden **3.** Anatomische und Fremdkörper-assoziierte Risiken für Pneumokokkenmeningitis, wie z. B. ▸ Liquorfistel ▸ Cochlea-Implantat* __________ * Impfung möglichst vor der Intervention	Bei folgenden Indikationen sind eine, ggf. auch mehrere Wiederholungsimpfungen im Abstand von 5 (Erwachsene und Kinder ≥ 10 Jahre) bzw. mindestens 3 Jahren (Kinder unter 10 Jahren) in Erwägung zu ziehen: **1.** angeborene oder erworbene Immundefekte einschl. funktioneller oder anatomischer Asplenie (Indikationsgruppe 1, linke Spalte) **2.** chronische Nierenkrankheiten/nephrotisches Syndrom Zur Impfung Erwachsener mit Pneumokokken-Konjugatbzw. Polysaccharid-Impfstoff s. auch Stellungnahme der STIKO im *Epid. Bull.* 7/2012, S. 55 – 56.

Impfung gegen	Kategorie	Indikation	**Anwendungshinweise** (Packungsbeilage/ Fachinformation beachten)
Poliomyelitis	**S/A**	Alle Personen bei fehlender oder unvollständiger Grundimmunisierung. Alle Personen ohne einmalige Auffrischimpfung.	Erwachsene, die im Säuglings- und Kleinkindalter eine vollständige Grundimmunisierung und im Jugendalter oder später mindestens eine Auffrischimpfung erhalten haben oder die als Erwachsene nach Angaben in den F chinformationen grundimmunisiert wurden und eine Auffrischimpfung erhalten haben, gelten als vollständig immunisiert. Ausstehende Impfungen werden entsprechend den Angaben in den Fachinformationen mit IPV nachgeholt. Darüber hinaus wird eine routinemäßige Auffrischimpfung für Erwachsene nicht empfohlen.
	I	Für folgende Personengruppen ist eine Impfung indiziert: ▸ Reisende in Regionen mit Infektionsrisiko (die aktuelle epidemische Situation ist zu beachten, insbesondere die Meldungen der WHO)	Ausstehende Impfungen der Grundimmunisierung bzw. eine nicht dokumentierte Grundimmunisierung werden mit IPV nachgeholt bzw. es erfolgt eine Auffrischimpfung, wenn die letzte Impfung länger als 10 Jahre zurückliegt.

Impfung gegen	Kate-gorie	Indikation	**Anwendungshinweise** (Packungsbeilage/ Fachinformation beachten)
Polio-myelitis	I	▸ Aussiedler, Flüchtlinge und Asylbewerber, die in Gemeinschaftsunterkünften leben, bei der Einreise aus Gebieten mit Poliomyelitis-Risiko, siehe S. 322	Personen ohne Nachweis einer Grundimmunisierung sollten vor Reisebeginn wenigstens 2 Dosen IPV erhalten.
	B	▸ Personal der oben genannten Einrichtungen ▸ medizinisches Personal, das engen Kontakt zu Erkrankten haben kann ▸ Personal in Laboren mit Poliomyelitis-Risiko	Ausstehende Impfungen der Grundimmunisierung werden mit IPV nachgeholt bzw. es erfolgt eine Auffrischimpfung, wenn die letzte Impfung der Grundimmunisierung bzw. die letzte Auffrischimpfung länger als 10 Jahre zurückliegt.
Röteln	I	▸ Ungeimpfte Frauen oder Frauen mit unklarem Impfstatus im gebärfähigen Alter [24]	Zweimalige Impfung mit einem MMR-Impfstoff
		▸ Einmal geimpfte Frauen im gebärfähigen Alter 24	Einmalige Impfung mit einem MMR-Impfstoff
	B	Ungeimpfte Personen oder Personen mit unklarem Impfstatus in Einrichtungen der Pädiatrie, der Geburtshilfe und der Schwangerenbetreuung oder in Gemeinschaftseinrichtungen	Einmalige Impfung mit einem MMR-Impfstoff

Impfung gegen	Kategorie	Indikation	**Anwendungshinweise** (Packungsbeilage/ Fachinformation beachten)
Tetanus	**S/A**	Alle Personen bei fehlender oder unvollständiger Grundimmunisierung, wenn die letzte Impfung der Grundimmunisierung oder die letzte Auffrischimpfung länger als 10 Jahre zurückliegt	Erwachsene sollen die nächste fällige Tetanus-Impfung einmalig als Tdap-Kombinationsimpfung erhalten, bei entsprechender Indikation als Tdap-IPV-Kombinationsimpfung. Eine begonnene Grundimmunisierung wird vervollständigt, Auffrischimpfungen in 10-jährigem Intervall.
Tollwut	**B**	▸ Tierärzte, Jäger, Forstpersonal u. a. Personen mit Umgang mit Tieren in Gebieten mit neu aufgetretener Wildtiertollwut ▸ Personen mit beruflichem oder sonstigem engen Kontakt zu Fledermäusen ▸ Laborpersonal mit Expositionsrisiko gegenüber Tollwutviren	Dosierungsschema nach Angaben in den Fachinformationen Personen mit weiter bestehendem Expositionsrisiko sollten regelmäßig eine Auffrischimpfung entsprechend den Angaben in den Fachinformationen erhalten. Mit Tollwutvirus arbeitendes Laborpersonal sollte halbjährlich auf neutralisierende Antikörper untersucht werden. Eine Auffrischimpfung ist bei < 0,5 IE/ml Serum indiziert.
	R	Reisende in Regionen mit hoher Tollwutgefährdung (z. B. durch streunende Hunde)	
Tuberkulose		Die Impfung mit dem derzeit verfügbaren BCG-Impfstoff wird nicht empfohlen.	
Typhus	**R**	Bei Reisen in Endemiegebiete	Nach Angaben in den Fachinformationen

Impfung gegen	Kate-gorie	Indikation	**Anwendungshinweise** (Packungsbeilage/ Fachinformation beachten)
Vari-zellen	I	▸ Seronegative Frauen mit Kinderwunsch ▸ Seronegative Patienten vor geplanter immunsuppressiver Therapie oder Organtransplantation ▸ Empfängliche Patienten mit schwerer Neurodermitis ▸ Empfängliche Personen mit engem Kontakt zu den beiden zuvor Genannten	Zweimalige Impfung Die Hinweise zur Impfung seronegativer Patienten unter immunsuppressiver Therapie sind dem Epid. Bull. 39/2005 zu entnehmen. „Empfängliche Personen" bedeutet: Keine Impfung und anamnestisch keine Varizellen oder bei serologischer Testung kein Nachweis spezifischer Antikörper.
	B	Seronegatives Personal im Gesundheitsdienst, insbesondere in den Bereichen Pädiatrie, Onkologie, Gynäkologie/ Geburtshilfe, Intensivmedizin und im Bereich der Betreuung von Immundefizienten sowie bei Neueinstellungen in Gemeinschaftseinrichtungen für das Vorschulalter	

Interview mit Dr. med Ruediger Dahlke

1. Herr Dr. Dahlke, Sie betreiben ein eigenes Heilkundeinstitut in Österreich. Was bieten Sie dort Ihren Patienten an? Gehört Impfen dazu?
In TamanGa, unserem Seminar- und Fasten-Zentrum in der Südsteiermark, gehört Impfen natürlich nicht zum Programm, im Gegenteil vermitteln wir mit pflanzlich-vollwertiger Ernährung, bestem Wasser, viel Natur, Entspannung und Bewegung eine Philosophie, die auf Eigenverantwortung, Bewusstseinserweiterung und auf natürliche Abwehrsteigerung setzt. All das hat sich zusammen mit der Psychosomatik von „Krankheit als Symbol" und der Ernährung von „Peace-Food" sehr bewährt.

2. Können Sie geimpfte und nicht geimpfte Patienten in Bezug auf die allgemeine Gesundheit oder spezifische Krankheitsbilder vergleichen? Wenn ja: Wie lautet Ihre Schlussfolgerung?
Leider gibt es eben keine wissenschaftlich relevanten Studien, die beide Gruppen vergleichen.
Meine persönliche Erfahrung läuft darauf hinaus, das bewusst nicht Geimpfte, die sich allerdings in der Regel auch mehr um ihre Gesundheit kümmern, die bessere Abwehr-Situation haben und deutlich weniger krank sind.

3. Wenn Impfkritiker vor den fatalen Nebenwirkungen bzw. Langzeitfolgen von Impfstoffen warnen, wie reagieren Sie darauf?
Darauf reagiere ich mit Verständnis, da ich von solchen schrecklichen Impfschäden weiß. Tatsächlich ist ja schon ganz zu Anfang der Impfgeschichte der Sohn des Impfentdeckers Edward Jenner als Folge einer Impfung schwer behindert und geistesgestört

gewesen und früh daran gestorben. Daraufhin hat Jenner seinen zweiten Sohn nicht geimpft.
Als Autor von „Die Schicksalsgesetze – Spielregeln fürs Leben" ist mir natürlich jeder Anfang besonders wichtig. Von daher begegne ich einer Methode, die so schrecklich beginnt, vor der der eigene Erfinder auf dem Totenbett ausdrücklich warnt, mit einer gewissen Skepsis.

Halten Sie die Warnungen für berechtigt?
Die Warnungen muss ich leider für sehr berechtigt halten, zumal in unseren von der Pharma-Lobby beherrschten Ländern überhaupt nur ein kleiner Teil der Impfschäden Anerkennung findet.

Welche Nebenwirkungen sind Ihnen als praktizierender Arzt begegnet?
Ich habe viel auf dem Land gewohnt und in zwei von diesen Dörfern wusste jeder, dass die beiden „Dorftrottel" vor der Pockenimpfung ganz normal gewesen waren.
Bei der ausführlichen Erhebung von Krankengeschichten, wo ich immer nach dem Anfang der Problematik frage, bin ich leider oft auf Impfungen gestoßen, was mein Vertrauen in diese mit der Zeit immer mehr reduziert hat.

4. Die Impfkritik richtet sich vor allem gegen die Zulassungsstudien von Impfstoffen, denen oft ein Mangel an Wissenschaftlichkeit vorgeworfen wird. Wie bewerten Sie diese Studien und können Sie Einrichtungen nennen, die unabhängig („objektiv") nach Wirkungen und patientenrelevantem Nutzen bei Medikamenten forschen?
Also wenn Sie die Hersteller praktisch gleich die Überprüfung selbst finanzieren und betreiben lassen, ist Einflussnahme natürlich nicht die Ausnahme, sondern die Regel. Mit Wissenschaftlichkeit hat das gar nichts zu tun. Es ist eigentlich ein einziger Skandal.

Das ist so, als würden sie Firmen erlauben, ihre Steuerprüfung selbst zu organisieren.
Mir haben sich die Angaben im Deutschen Arzneimittel-Telegramm als am verlässlichsten erwiesen, einer Zeitschrift, die unabhängig von Pharma-Geld arbeitet. Aber die können auch nur berichten und nicht forschen. Wissenschaftliche Forschung kostet immens viel Geld. Sie ist heute weitgehend von der Pharmaindustrie finanziert und insofern oft alles andere als objektiv.

5. Welche Bedingungen müssten erfüllt sein, damit Sie ausdrücklich das Impfen empfehlen würden?
Da bräuchte es überzeugende unabhängige Studien, die gesundheitliche Vorteile bei Geimpften gegenüber Nicht-Geimpften belegen. Da wäre die Forderung nach Doppelblindstudien, die ja sonst auch immer erhoben wird, sehr naheliegend.

6. Die HPV-Impfung gilt als eine Durchbruchsimpfung, weil sie dem Gebärmutterhalskrebs vorbeugen soll. Wie bewerten Sie die Notwendigkeit einer HPV-Impfung bei Mädchen und Frauen?
Mal abgesehen davon, dass an dieser Impfung schon Frauen gestorben sind, ist diese Notwendigkeit gar nicht gegeben, wie die Wissenschaft ja klar belegt. Wir wissen, dass katholische Klosterfrauen von Gebärmutterhalskrebs gar nicht, israelische und palästinensische Frauen fast nicht betroffen sind. Und wir wissen, dass Papilloma-Viren nur gedeihen können, wenn Smegma auf den Gebärmuttermund kommt. Wer nun eins und eins zusammenzählt, erkennt, warum Nonnen ganz und die israelischen und palästinensischen Frauen relativ sicher sind. Erstere haben gar keinen Geschlechtsverkehr und deshalb keinen Kontakt mit Smegma, und Letztere kaum, weil die meisten Männer beider Bevölkerungsgruppen beschnitten sind und sich so mangels Vorhaut bei ihnen das stinkende Smegma nicht bilden kann.

Wir bräuchten also statt gefährlichen Impfungen wirksame Hygiene-Kampagnen.

7. Die Grundlage des Impfens ist die Infektionshypothese: Mit dem bloßen Auge nicht sichtbare Keime würden den Menschen befallen und Krankheiten auslösen. Daher sei es sinnvoll, gegen die Keime zu immunisieren. Worin sehen Sie die Ursachen für Infektionskrankheiten? Sind Keime die Alleinschuldigen?

Keime sind bei Infektionskrankheiten natürlich immer mit im Spiel und insofern auch eine der Ursachen. Allerdings gibt es – nach Aristoteles, dem Erfinder der Ursachenlehre – vier verschiedene Ursachen, wie ausführlich in „Krankheit als Symbol" dargelegt.

Offensichtlich ist eine schlechte Abwehrlage durch falsche Ernährung wie Mischkost mit Tierprotein, mangelnde Bewegung und fehlende Entspannung eine weitere Ursache. Aber auch eine unzureichende Auseinandersetzung mit dem Aggressionsprinzip, dem ersten der 12 Archetypen des Entwicklungskreises, kommt dazu und auch eine Organschwäche kann mitbestimmend sein.

Aber natürlich sind auch Keime ein Thema und insofern ist eine Impfung nicht grundsätzlich abzulehnen; die momentan gängige Praxis mit unkontrollierten und oft schlecht geprüften Mehrfachimpfungen und einer Art Selbstkontrolle durch die Pharmaindustrie aber sehr wohl.

8. Ist es Ihrer Meinung nach zielführender, den Organismus als Ganzes zu stärken, statt nur punktuell gegen bestimmte Erreger? Wenn ja: Wie kann solch eine „ganzheitliche" Stärkung aussehen?

Das halte ich unbedingt für zielführender und die praktischen Erfahrungen bestätigen dieses Vorgehen ja auch.

Allgemeine Abwehrsteigerung ist ja auch selbst von der Schulmedizin unbestritten hilfreich.

Dazu gehört für mich unbedingt gesunde Ernährung wie in meinem Buch „Geheimnis der Lebensenergie“ dargestellt, regelmäßige moderate Bewegung im Sauerstoffgleichgewicht und Entspannung wie Mittagsschlaf, aber auch Übungen nach Kneipp und vieles mehr. Vor allem aber gehört die Beschäftigung mit dem Aggressionsprinzip im Sinne von „Krankheit als Symbol“ dazu. Es ist wichtig, seine Auseinandersetzung im Bewusstsein zu führen, um sie nicht in den Körper sinken zu lassen. Dazu wäre das Verständnis der ganzheitlichen Psychosomatik nötig, wie wir sie mit „Krankheit als Weg“ begonnen haben. Das bedeutet, man sollte sein Aggressionspotenzial anstatt in Infektionen und Allergien lieber in mutigem Denken leben und indem man sich für neue Projekte entflammt.

9. Wie stehen Sie zur Impfpflicht-Debatte?

Selbstverständlich bin ich ganz entschieden gegen eine Impfpflicht. Diese kann nur der Pharmaindustrie nützen und der Volksgesundheit schaden. Sie würde dazu führen, dass viele ihrem Gewissen verpflichtete Ärzte solch ein willkürliches und mit dem Grundgesetz nicht vereinbares Zwangsverfahren unterlaufen würden. Das würde die Spaltung in der Bevölkerung vertiefen und in der Ärzteschaft erst recht.

10. Impfkritiker oder -verweigerer werden oftmals als verantwortungslos, uneinsichtig oder als Verschwörungstheoretiker bezeichnet. So werden die Erwachsenen als auch deren Kinder diskriminiert. Wie sehen Sie die soziale Bedeutung des Impfens und was raten Sie den Betroffenen?

Das ist in meinen Augen der eigentliche Skandal beim Impfen, dass die Unfähigkeit der Schulmedizin, eine verantwortliche wissenschaftlich gut geprüfte Impfpraxis zu garantieren, zu Projektionen auf diejenigen missbraucht wird, die sich eigene Gedanken machen und kritisch sind.

Ich rate Betroffenen, Ihre Rechte einzufordern und eine ausführliche Beratung beim Impfarzt in Anspruch zu nehmen, bei der

dieser – laut deutscher Ärztekammer – verpflichtet ist, auch auf seltenste Impfschäden einzugehen. Meist wird es schon daran scheitern. Da Mediziner dafür nicht entsprechend honoriert werden, können sie sich den damit verbundenen Zeitaufwand eigentlich gar nicht leisten.
Anschließend könnte ein impfkritischer Patient eine schriftliche Bestätigung fordern, dass in seinem oder im Fall seines Kindes solche Nebenwirkungen nicht eintreten können.
Spätestens jetzt wird der Mediziner passen (müssen), denn die Impfung ist rechtlich ein Akt der Körperverletzung und er kann ihre Unbedenklichkeit nicht garantieren.
Anschließend kann der Patient mit vollem Recht sagen, der Arzt war leider außerstande, ihn von der Unbedenklichkeit der Impfung zu überzeugen, und auch nicht in der Lage, die Verantwortung für die Impfung zu übernehmen.

Die Autoren

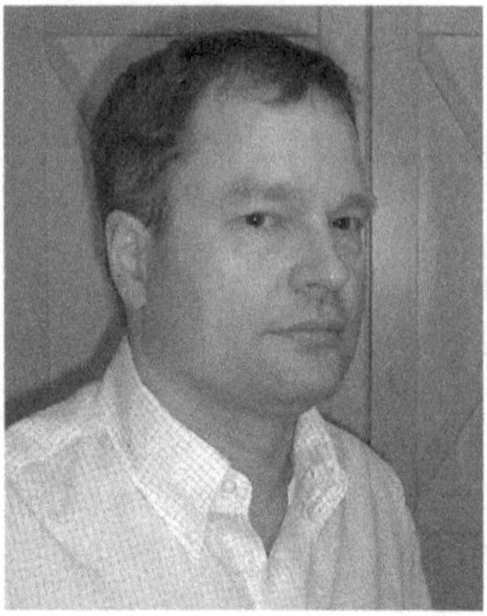

Dr. med. Roman Machens studierte Humanmedizin und ist Arzt für Innere und Allgemeinmedizin. Neben seiner Tätigkeit in der eigenen Praxis ist er auch Lehrbeauftragter an der Ludwig-Maximilians-Universität in München und hat sich intensiv dem Thema Naturheilverfahren und Ganzheitliche Medizin gewidmet. Er lebt mit seiner Familie in Landshut bei München.

Christoph Eydt, 1985 in Halle an der Saale geboren, studierte in seiner Heimatstadt Katholische Theologie, Geschichte, Pädagogik und Psychologie. Er hat Fachartikel, Ratgeber und Bücher zu diversen Gesundheitsthemen geschrieben. Persönliche Weiterbildungen sowie die intensive Zusammenarbeit mit Ärzten, Heilpraktikern und Psychologen an deren Buchprojekten haben zu einem umfassenden Hintergrundwissen beigetragen. Christoph Eydt lebt mit seiner Familie in der Nähe seiner Heimatstadt.

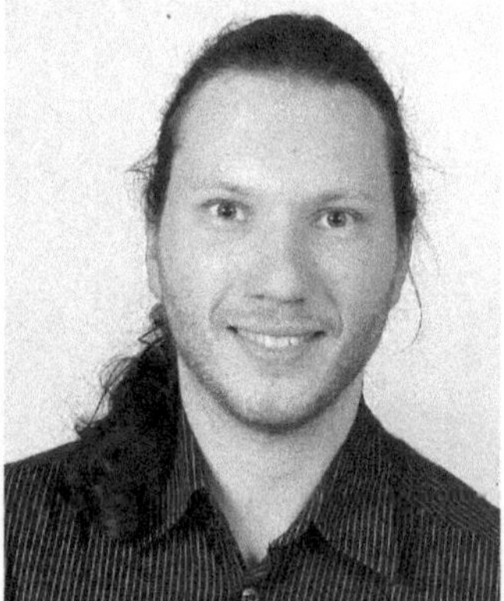